NUTROPOLY

spielend abnehmen!

W0295354

Nutropoly im Internet

www.nutropoly.de

Besuchen Sie die Nutropoly-Familie im Internet. Hier finden Sie wissenswerte Informationen rund um die Themen Ernährung, Bewegung und Körpergewicht. Plaudern Sie in zahlreichen Foren mit Gleichgesinnten.

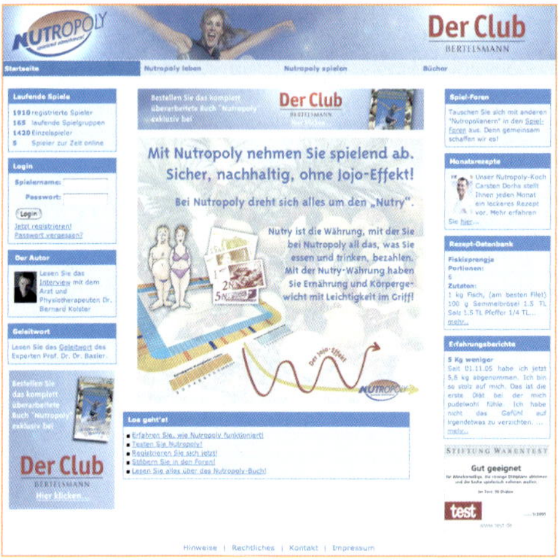

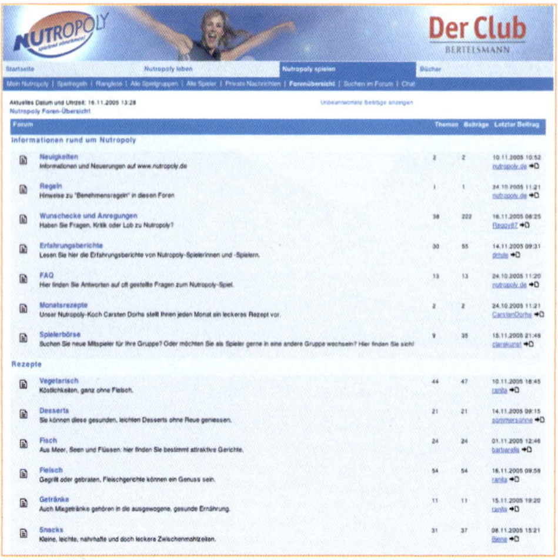

Nutropoly online spielen

www.nutropoly.de

Spielen Sie Nutropoly mit anderen oder alleine – ein pfiffiges Konzept, um am Ball zu bleiben. Lernen Sie andere Menschen kennen und gründen Sie selbst eine Gruppe. Es ist einfach und kostenlos. Mit Nutropoly online spielend abnehmen! Das bringt jede Menge Spaß und langfristigen Erfolg für Sie und Ihren Körper.

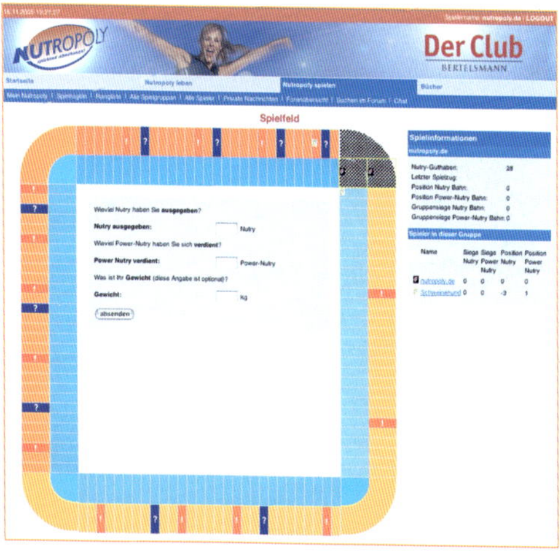

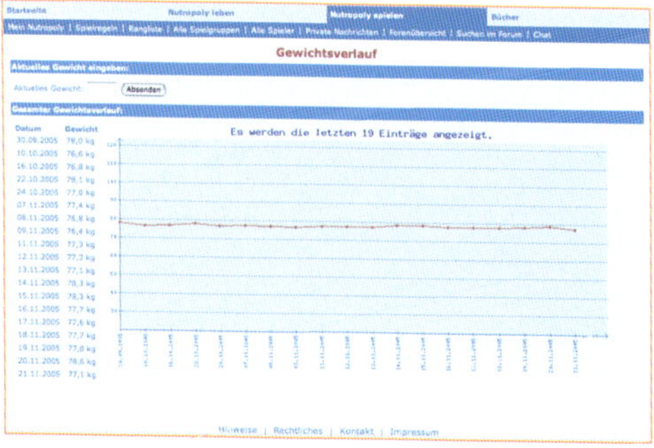

Wichtiger Hinweis

Nutropoly dient nicht zur Heilung von krankhaftem Übergewicht oder zur Verhütung oder Linderung von Krankheiten. Nutropoly soll eine ausgewogene Ernährungs- und Lebensweise fördern und so zu einer mäßigen Gewichtsreduktion und zur Stabilisierung des Körpergewichtes und Gesundheitszustandes hinführen.
Eine Haftung des Autors bzw. des Verlages für eventuelle Nachteile oder Schäden, die aus den praktischen Hinweisen resultieren, ist ausgeschlossen.

Impressum

2., überarbeitete Auflage
© KVM Dr. Kolster Produktions- und Verlags-GmbH,
Marburg 2006

Redaktion: Dr. Bettina Maier, Marburg
Satz und Layout: KVM-Verlag
Illustrationen: Dr. Günter Körtner

Printed in Poland 2006
ISBN 3-932119-44-4

Vorwort zur 2. Auflage

Liebe Leserin, lieber Leser,

das Nutropoly-Prinzip wurde so positiv aufgenommen, dass eine Neuauflage nur wenige Monate nach dem Erscheinen der ersten Auflage nötig wurde.
In dieser neuen Auflage haben wir die Nutry-Preisliste komplett überarbeitet. Zusätzlich sind manche Lebensmittel mit einer grünen Markierung versehen. Diese Lebensmittel zeichnen sich durch eine niedrige Glykämische Last aus. Das bedeutet, dass der Blutzuckeranstieg und damit die Insulinausschüttung gering ist. Warum und für wen dies gut ist, erfahren Sie in diesem Buch.
Weiterhin neu sind die Typeneinteilung und die entsprechenden Ernährungsempfehlungen. Finden Sie heraus, ob Sie ein Verwerter-, Kraft- oder Ausdauer-Typ sind und welche Ernährungsweise Ihnen gut tut.
Manchen Menschen helfen konkrete Pläne weiter. Daher haben wir eine Nutropoly-Probewoche eingefügt. Während dieser Probewoche lernen Sie, wie Sie wunderbare Gerichte erstellen können, die Ihr Nutry-Budget kaum belasten, nahrhaft und sättigend sind und Ihre Pfunde purzeln lassen. Diese Rezepte haben zahlreiche Personen getestet und waren begeistert.
Nutropoly vereinigt alle wichtigen Ernährungskonzepte in einem spielerischen Konzept. Wenn Sie Nutropoly nicht alleine spielen wollen, suchen Sie sich Freunde, Partner oder Kollegen in Ihrem Umfeld. Gründen oder suchen Sie eine Nutropoly-Spielgruppe im Internet – kostenlos!
Besuchen Sie unsere Homepage: **www.nutropoly.de**, es lohnt sich.
Trotz der vielen Neuerungen und Ergänzungen behält das „Nutropoly-Prinzip" seine Gültigkeit.

1. Die **„Du-darfst-Botschaft!"**: Bei Nutropoly dürfen Sie alles essen, was Sie möchten.
2. **Bezahlen:** Alles, was Sie essen oder trinken, bezahlen Sie sofort mit der Nutropoly-Währung.
3. **Clever haushalten:** Sie können nicht mehr Ihrer Nutropoly-Währung ausgeben, als Ihnen zur Verfügung steht.
4. **Strategie der kleinen Schritte:** Wenn Sie ein großes Ziel vor Augen haben, gehen Sie in kleinen, für Sie mühelos schaffbaren Schritten vor.

Den Begriff „Diät" finde ich für Nutropoly sehr unzutreffend. Es geht vielmehr um Strategien, Ihr Gewicht zu managen. Sollte ich Nutropoly mit einem Wort beschreiben, so würde dies lauten: Gewichtsmanagement.
An dieser Stelle danke ich auch den vielen Menschen, die Nutropoly getestet haben, für die vielen Impulse und Ideen. Vieles davon konnte ich in dieser Neuauflage berücksichtigen. Namentlich bedanke ich mich bei Frau Weihe-Reckewitz, die Nutropoly maßgeblich vorangebracht hat. Aber auch meinen Kollegen, Mitarbeitern und Beratern sei an dieser Stelle herzlich gedankt.

Ihr Bernard Kolster

Geleitwort

Die Häufigkeit des Übergewichts hat in den letzten Jahren ständig zugenommen. Nur ein Drittel der erwachsenen Deutschen weist ein gesundheitlich wünschenswertes Gewicht auf. Die häufigste Ursache ist in unserem modernen Lebensstil zu sehen, d. h. in mangelnder Bewegung und Überkonsum von fett- und zuckerreichen Nahrungsmitteln. Eine Verringerung des Übergewichts verringert das Erkrankungsrisiko und trägt zur Förderung der Lebensqualität bei.

Empfehlungen zur Gewichtsabnahme liegen von zahlreichen Fachgesellschaften vor, so z. B. von der Deutschen Gesellschaft für Ernährung, der Deutschen Adipositas Gesellschaft und dem Deutschen Diabetes-Forschungsinstitut.
Allen Empfehlungen liegen drei Prinzipien zu Grunde:

1. **Veränderung der Ernährung**: Wünschenswert ist eine ausgewogene, d. h. fettarme, stärkebetonte und ballaststoffreiche Mischkost. Häufig wird so schon eine Gewichtsabnahme erzielt, ohne dass deutlich weniger gegessen wird als vorher.
2. **Steigerung der körperlichen Aktivität:** Durch erhöhten Energieverbrauch trägt Bewegung zur Gewichtsabnahme bei. Besonders bedeutend hierfür ist das Ausdauertraining.
3. **Veränderung der Essgewohnheiten:** Die wichtigsten Schritte sind Selbstbeobachtung des Ess- und Trinkverhaltens, Selbstkontrolle der „Verführer", Belohnung für erreichte Verhaltensänderungen sowie soziale Unterstützung.

„Nutropoly" orientiert sich an diesen Empfehlungen. In spielerischer Weise wird durch den Umgang mit der „Nutry-Preisliste" das Wissen um die wünschenswerte Mischkost erhöht. „Power-Nutry" können hinzugewonnen werden. Ihr Erwerb motiviert zu vermehrter körperlicher Aktivität. Die tägliche Erstellung der Bilanz lenkt die Aufmerksamkeit auf die Essgewohnheiten. Nutropoly gemeinsam mit anderen zu spielen fördert die erwünschte soziale Unterstützung.

Ich wünsche den Nutzern nicht nur viel Erfolg, sondern auch viel Spaß beim spielerischen Abnehmen!

Prof. Dr. Dr. Heinz-Dieter Basler
Direktor des Instituts für Medizinische Psychologie,
Universität Marburg

INHALT

Einleitung

Mit der Ernährung ist das so eine Sache. Es gibt erschlagend viele Diätformen. Ein schier unendlicher und unübersichtlicher Markt tut sich auf. Jede Diät verspricht Erfolg in Form von vielen Kilos, die purzeln sollen. Vielleicht haben Sie das ein oder andere Konzept schon getestet?

Und vielleicht fragen Sie sich, wie sich ausgerechnet Nutropoly von anderen Diäten unterscheidet?

Das Wichtigste zuerst: Nutropoly ist KEINE Diät. Die Bezeichnung Gewichtsmanagement wäre eher zutreffend. Gewichtsmanagement bedeutet Standortanalyse und ein gezieltes, auf Ihre Situation abgestimmtes Vorgehen. Kennen Sie Ihren Ernährungstyp? Haben Sie sich nicht auch schon einmal gefragt, warum es Menschen in Ihrer Umgebung gibt, die essen können was sie wollen und kein Gramm zunehmen? Kennen Sie Personen, die sagen: „Ich esse fast gar nichts und nehme dauernd zu."? Oder vielleicht gehören Sie selbst zu der letzten Gruppe. Es gibt sie tatsächlich, die unterschiedlichen Ernährungstypen. Sie werden erfahren, zu welchem Typ Sie gehören und Sie werden erfahren, welche Nahrungsmittel Ihnen gut tun.

Wenn Sie sich ein Kleidungsstück kaufen, probieren Sie es vorher an. Es muss Ihnen passen. *Last but not least* muss es Ihnen aber gefallen. So ist es auch mit der Ernährung. Finden Sie heraus, was zu Ihnen passt und was sich in Ihr Leben integrieren lässt. Werden Sie Ihr Gewichtsmanager.

Nutropoly geht auf die unterschiedlichen Ernährungstypen ein. Daher lässt sich Nutropoly auch nicht in eine bestimmte Schublade stecken. Momentan werden verschiedene Ernährungsrichtungen „gehandelt". Da gibt es die Ernährungsformen, die auf Eiweiß und Fett bei reduziertem Kohlenhydratgehalt setzen. Der Vorreiter ist hier die „Atkins-Diät". Aber auch modifizierte Abwandlungen wie die „Southbeach-Diät" und andere gehören dazu. Eine weitere Richtung besteht in einer strikten Limitierung von Fetten, dies sind die „Low-Fat-Däten". Und dann gibt es da auch noch die so genannten „GLYX-Diäten". GLYX leitet sich von der Bezeichnung glykämischer Index ab. Dieser Index besagt, dass kohlenhydrathaltige Lebensmittel eine unterschiedliche

Auswirkung auf den Blutzuckerspiegel und damit auch auf den Insulinspiegel haben.
Dann gibt es Ernährungskonzepte, die freier gestaltet sind, bei denen aber die Motivation durch eine Gruppe eine wichtige Rolle spielt. Ein solches ist das „WeightWatchers®-Konzept".
Schauen wir uns nun die Grundlagen von Nutropoly an:
Nutropoly ist ein Spiel. Im Vordergrund steht zunächst das „Du-darfst-Prinzip". Dieses ist nicht zu verwechseln mit den „Du-darfst-Lebensmitteln". Du darfst heißt erst einmal, dass man im Rahmen seiner typgerechten Ernährung Entscheidungsspielraum hat. Oft sind es Verbote, die einen geradezu herausfordern, das Gegenteil zu tun. „Du darfst keine Schokolade mehr essen!" Woran denken Sie? Genau! Daran, dass Sie jetzt Schokolade essen wollen.
Weiterhin „belohnt" Nutropoly die Zufuhr von Ballaststoffen. Ballaststoffe senken die Bluttfettwerte und damit das Risiko von Herz-Kreislauferkrankungen. Wie gesagt, das ist nur einer der positiven Aspekte.
Weiterhin berücksichtigt Nutropoly auch die Auswirkung von Nahrungsmitteln auf den Blutzuckerspiegel. Auf den Seiten 31 ff. erhalten Sie weitere Informationen. Bei den Fetten dagegen sorgt Nutropoly für Zurückhaltung. Und schließlich gillt es noch, für jeden das richtige Konzept zu finden.
Alle diese Aspekte, den Ballaststoffgehalt, die Auswirkung auf den Zucker- und Insulinspiegel, den Fettgehalt und sogar den Motivationsaspekt haben wir bei Nutropoly berücksichtigt.
Dazu bedienen wir uns eines einfachen Tricks: Der Nutropoly-Währung. Dabei handelt es sich um Geld. Sie erhalten ab sofort jeden Tag eine bestimmte Menge Geld. Diese Währung heißt bei Nutropoly logischerweise „Nutry". Alles, was Sie ab jetzt essen und trinken, bezahlen Sie ganz einfach mit dem Nutry. Da Sie jeden Tag eine bestimmte, für Sie passende Menge an Nutry zur Verfügung haben, müssen Sie genau überlegen, was Sie sich dafür „kaufen". Stellen Sie sich also den Nutry wie reales Geld vor. Mit Geld geht man sorgsam um, insbesondere dann, wenn man nicht beliebig viel davon hat. So gehen Sie auch mit Ihrem Nutry-Guthaben um: Sorgsam und bewusst. Wenn Sie etwas zu sich nehmen, kaufen

Sie bei „Nutropoly" gewissermaßen ein. Dabei lernen Sie spielerisch, welchen Preis Sie für einzelne Lebensmittel bezahlen müssen – Sie lernen deren Wert für Ihren Körper kennen.
Im Grunde genommen ist dies auch die einzige Spielregel für „Nutropoly": Alles, was Sie essen, bezahlen Sie mit Ihrem „Nutropoly-Geld". Und wenn Sie etwas von Ihrem täglichen Nutry-Guthaben sparen, nehmen Sie ab.
Alles, was Sie zum Abnehmen brauchen, halten Sie mit diesem „Nutropoly-Wegweiser" in der Hand. Das Geld – die Nutry-Scheine – finden Sie auf den letzten Seiten dieses Buches. Weiterhin benötigen Sie eine Nutry-Preisliste.
Auch diese Liste mit über 2.000 bewerteten Lebensmitteln finden Sie hier in diesem Buch (→ S. 38-119).
Die folgenden Seiten vermitteln Ihnen die einfachen Regeln und den Spielablauf von „Nutropoly". Mit diesen Informationen sind Sie für Ihr Vorhaben, Gewicht abzunehmen, bestens gerüstet. Sie können die ersten Schritte auf Ihrem neuen Weg wagen. Diäten werden für Sie der Vergangenheit angehören. Wohlbefinden, ein gutes Körpergefühl und ein neues Selbstbewusstsein werden Sie von nun an begleiten. Gehen Sie Ihren eigenen Weg, ersparen Sie sich die überflüssigen Pfunde – mit Nutropoly.
Da das Nutropolyspielen in der Gruppe einen besonderen Reiz hat, gibt es ein Erweiterungsset mit Spielplan und Spielkarten. So bringt Nutropoly noch mehr Spaß! Den Spielplan und die Spielkarten können Sie im Internet als Download beziehen. Besuchen Sie die Internetplattform www.nutropoly.de.
Hier ist das Nutropoly-Prinzip in ein Online-Spiel umgesetzt. Suchen Sie sich eine Gruppe Gleichgesinnter und spielen Sie Nutropoly, das Life-Game im Internet! Zudem finden Sie auf unserer Homepage alles Wissenswerte rund um die Themen Ernährung, Bewegung und Köpergewicht.

Was finden Sie noch in diesem Buch? Beispielsweise einen Wochenplan mit Rezepten für eine Woche. Führen Sie eine Nutropoly-Woche durch und erfahren Sie, wie wirksam und effektiv Nutropoly ist.

Auf den Punkt gebracht:

Nutropoly bedeutet Gewichtsmanagement.

Nutropoly fördert und belohnt den Verzehr gesunder, ballaststoffreicher Nahrungsmittel.

Nutropoly berücksichtigt den glykämischen Index von Nahrungsmitteln.

Nutropoly stärkt die Motivation durch die Möglichkeit, eigene Spielgruppen zu bilden.

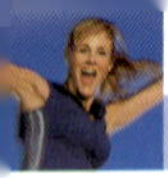

Nutropoly – Das Spiel

Die folgenden Seiten führen Sie Schritt für Schritt in die Elemente des Spiels und die Spielregeln ein. Bevor Sie loslegen, führen Sie eine Bestandsaufnahme durch. In einem weiteren Kapitel erfahren Sie Wissenswertes über Ernährung und bestimmen Ihren Ernährungstyp.

Grundkonzept und Spielregeln

- Sie lernen die Spielwährung, den Nutry sowie auch den Power-Nutry, kennen.
- Alles, was Sie essen, bezahlen Sie nun mit Ihren Nutrys. Gleichzeitig können Sie auch Power-Nutrys dazuverdienen.
- Ihr Spielziel: Nutrys sparen und Power-Nutrys verdienen.
- Abends Kasse machen: Wie sieht Ihre Bilanz aus?
- Zu wenig Nutrys? Kein Problem! Sie können jederzeit Power-Nutrys dazuverdienen.

Vor dem Start: Wo stehen Sie?

- Zuerst Ihren Body-Mass-Index (BMI) bestimmen.
- Dann Nutry-Check durchführen. Nach der Durchführung des Nutry-Checks erfahren Sie, wie groß Ihre tägliche Nutry-Ration sein wird.

Nutropoly anwenden

- Was Sie wissen sollten
- Test: Welcher Ernährungstyp sind Sie?
- Nutropoly-Bewertung der Lebensmittel
- Nutropoly typgerecht umsetzen

Grundkonzept von Nutropoly

Nutropoly hilft Ihnen im wahrsten Sinne des Wortes spielerisch abzunehmen und unterstützt Sie darin, langfristig Ihr Gewicht zu normalisieren. Bei der Auswahl der Lebensmittel gibt es für Sie keine Verbote. Essen Sie, was Sie mögen. Alle, die überflüssige Pfunde verlieren möchten, können mitmachen.
Sie können Nutropoly alleine oder gemeinsam mit beliebig vielen Mitspielern spielen. Hier die einfachen „Spielregeln":

Spielregeln

1. Der Nutry

Nutry ist die Währung, mit der Sie – analog zum Euro – alles, was Sie essen und trinken, bezahlen. Diese Währung bewertet, wie wertvoll ein Lebensmittel für Ihre Ernährung ist. Für empfehlenswerte Lebensmittel, die Sie häufig verzehren sollten, müssen Sie keine oder nur wenige Nutry bezahlen. Für fettreiche und ballaststoffarme Lebensmittel hingegen müssen Sie tief in die Tasche greifen, diese Lebensmittel kosten viele Nutry. Auf Basis des Nutry-Checks (→ S. 21 f.) teilen Sie sich die vorgesehene Anzahl an Nutry, Ihr Nutry-Guthaben, zu.

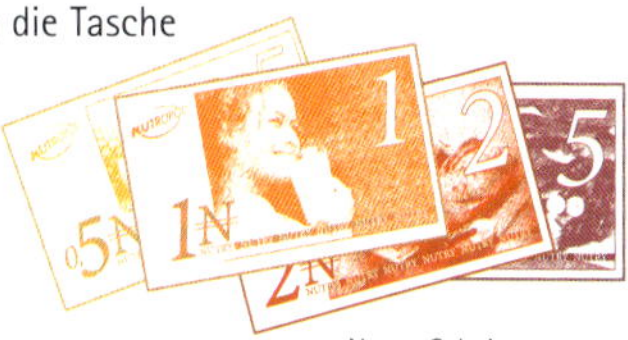

Nutry-Scheine

2. Nutry-Check

Jeden Tag bekommen Sie Ihr „Geld": die für Sie passende Anzahl an Nutry. Um zu wissen, wie viel Sie „verdienen", führen Sie vor Spielbeginn und daraufhin in regelmäßigen Abständen den Nutry-Check (→ S. 21 f.) durch. Mit Hilfe der Nutry-Check-Tabelle ermitteln Sie Ihre persönliche Nutry-Tagesration anhand von Geschlecht, Alter und aktuellem Körpergewicht.

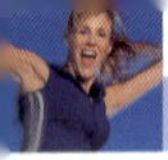

Beispiel: Eine 35-jährige Frau mit einem Körpergewicht von 83 Kilogramm liest aus der Nutry-Check-Tabelle ihr tägliches Guthaben ab: **26 Nutry.** Diese 26 Nutry darf sie täglich maximal ausgeben.

Alter in Jahren	15–18	19–30	31–60	über 60
Körpergewicht (kg)	Nutry/Tag	Nutry/Tag	Nutry/Tag	Nutry/Tag
55–59	25	22	21	20
60–64	26	23	22	20
65–69	28	25	23	20
70–74	30	27	24	21
75–79	31	29	25	22
80–84	33	31	26	24
85–89	35	33	27	25
90–94	37	35	28	26
95–99	38	37	29	27
100–104	40	38	30	28

Der Nutry-Check zur Ermittlung des täglichen Nutry-Guthabens von Frauen

3. Bezahlen mit dem Nutry

Alles, was Sie essen und trinken, und das ist die wichtigste Bedingung bei Nutropoly, bezahlen Sie direkt (am besten unmittelbar nach dem Verzehr) mit Ihren Nutry. Sofort bezahlen heißt, den Wert der ausgewählten Lebensmittel und Speisen sofort zu erkennen. Der „Preis" der Lebensmittel und auch kompletter Speisen ist in der Nutry-Preisliste, dem Herzstück von Nutropoly, abzulesen (→ S. 37 ff.). **Geben Sie weniger Nutry aus als Sie besitzen, nehmen Sie ab. Geben Sie mehr Nutry aus als Ihnen zur Verfügung stehen, nehmen Sie zu.** So einfach ist das. Sie lernen bei Nutropoly, „teure" Lebensmittel besser zu dosieren und im Gegenzug „günstige" Lebensmittel zu bevorzugen. Essen Sie sich satt. Wählen Sie aus einem großen Angebot diejenigen Lebensmittel aus, die Sie sich mit Ihrem Nutry-Guthaben im Laufe eines Tages leisten können.

Brot und Brötchen

Brot und Brötchen

	Nutry
Baguette-Brot, 1 Scheibe (30 g)	1
Baguette-Brötchen, 1 Stk. (60 g)	2,5
Brot, alle Sorten, 1 Scheibe (45 g)	1,5
Brötchen, alle Sorten, 1 Stk. (45 g)	2
Brötchen getrocknet (Scorpa, Brödli etc.), 1 Hälfte (10 g)	0,5
Croissant, 1 Stk. (70 g)	7,5
Croissant mit Schokolade, 1 Stk. (70 g)	8
Dampfbrötchen mit Hefe, 1 Stk. (45 g)	2
Fladenbrot, 1 Ecke (50 g)	2
Grahambrot, 1 Scheibe (40 g)	
Graubrot, 1 Scheibe (45 g)	
Knäckebrot, alle Sorten, 1 Scheibe	
Laugengebäck, 1 Stk. (50 g)	
Mischbrot, 1 Scheibe (45 g)	
Paniermehl/Semmelbrösel, 1 EL geh. (10 g)	

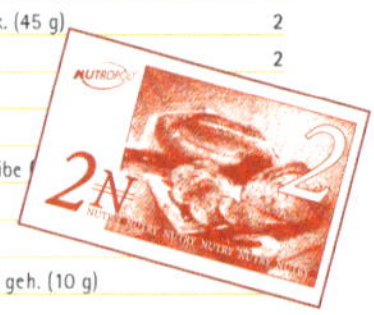

Auszug aus der Nutry-Preisliste

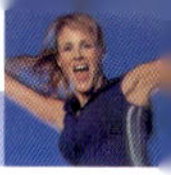

4. Bewegung – Power-Nutry verdienen

Ein unglaublich wichtiger Aspekt ist die Bewegung. Nutropoly motiviert Sie zu Bewegung. Jede Form der körperlichen Aktivität erhöht den Energieverbrauch Ihres Körpers. Durch körperliche Aktivität können Sie sich deshalb zusätzlich zu Ihrem täglichen Guthaben Nutry hinzuverdienen – die Power-Nutry. Wie viele Power-Nutry Sie für welche Tätigkeit bekommen, ist den Tabellen auf den Seiten 24 bis 26 zu entnehmen. Entscheiden Sie selbst, ob Sie die verdienten Power-Nutry für Lebensmittel ausgeben oder ob Sie sie sparen.

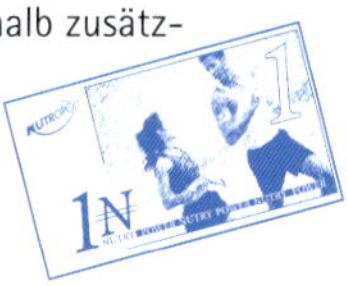

Power-Nutry-Schein

Power-Nutry

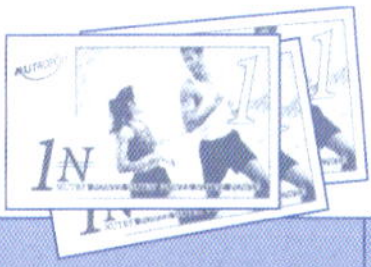

	Power-Nutry			
Aktivität (Minuten)	**10**	**20**	**30**	**60**
Aerobic	1	3	5	10
Auto waschen	0	1	2	4
Badminton	1	2	4	8
Basketball	1	2	4	8
Betten machen	1	2	3	5
Billard	0	0	0	1
Bogenschießen	0	1	2	4
Bowling (Kegeln)	0	1	2	3
Bügeln (stehend)	1	2	3	6
Crosstrainer - leicht	1	2	5	10
- mittel	2	4	6	12
- schwer	2	5	8	15
Eishockey	2	4	6	11
Eiskunstlauf	1	2	3	6

Körperliche Aktivitäten und die dadurch zu verdienenden Power-Nutry in einer Power-Nutry-Tabelle

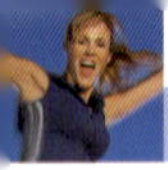

5. Der Zeitfaktor

Bei Nutropoly kommen Sie in kleinen Schritten voran. 100 bis 120 gesparte Nutry lassen bei Ihnen drei bis sechs Pfund purzeln. Denken Sie nicht, dass das wenig ist. Denn: je langsamer Sie abnehmen, desto nachhaltiger ist Ihr Gewichtsverlust. Und dies ist schließlich Ihr Ziel: Abnehmen und das Gewicht halten. Für immer. Sie sollen gar nicht schnell abnehmen. Nur so vermeiden Sie mit Nutropoly den allseits bekannten Jo-Jo-Effekt.

6. Spielziel

Ihr Ziel ist es, von Ihrem täglichen Nutry-Guthaben etwas zu sparen und Power-Nutry zu verdienen.

Nutry sparen

Geben Sie an einem Tag weniger Nutry aus, als Ihnen aufgrund Ihres Tagesguthabens zur Verfügung stehen, sparen Sie Nutry.

Nutry verdienen

Verdienen Sie zusätzliche Nutry (Power-Nutry) durch Bewegung! Diese Power-Nutry können Sie zu Ihrer Nutry-Tagesration hinzurechnen. Damit haben Sie die Möglichkeit, Ihre Nutry-Menge zu erhöhen. Möchten Sie mehr Nutry verbrauchen, als Ihnen aufgrund Ihrer Tagesration zustehen, geben Sie die verdienten Power-Nutry für Nahrungsmittel aus. Sie können die Power-Nutry auch sparen, sprich: schneller abnehmen.

7. Die Nutry-Bilanz

Sie ziehen täglich Bilanz: Wie viele Nutry haben Sie von Ihrem Guthaben gespart bzw. wie viele Nutry haben Sie darüber hinaus ausgegeben? Wie viele Power-Nutry haben Sie verdient? Dies vermerken Sie in den Bilanztabellen im Anhang dieses Buches. Wenn Sie von Ihrem Nutry-Guthaben etwas sparen und/oder Power-Nutry verdienen, ist Ihre Bilanz positiv und Sie verlieren Pfunde. Geben Sie mehr Nutry aus, als Ihnen insgesamt durch Ihr Tagesguthaben und verdiente Power-Nutry zur Verfügung stehen, ist Ihre Bilanz negativ: Sie nehmen zu.

Notieren Sie einmal wöchentlich Ihr Gewicht. Am besten wiegen Sie sich montags bevor Sie die erste Mahlzeit zu sich

Nutry-Bilanz

Gewicht 80 kg Datum	Nutry-Guthaben		Nutry ausgegeben		Nutry gespart/ zu viel ausgegeben +/-		Power-Nutry verdient		Nutry-Bilanz +/-
Mo 22.03.	26	-	24	=	+2	+	6	=	+8
Di 23.03.	26	-	27	=	-1	+	3	=	+2
Mi 24.03.	26	-	26	=	0	+	6	=	+6
Do 25.03.	26	-	26	=	0	+	0	=	0
Fr 26.03.	26	-	28	=	-2	+	0	=	-2
Sa 27.03.	26	-	30	=	-4	+	3	=	-1
So 28.03.	26	-	21	=	+5	+	0	=	+5
Summe									+18

Die Nutry-Bilanztabelle zum Ausfüllen

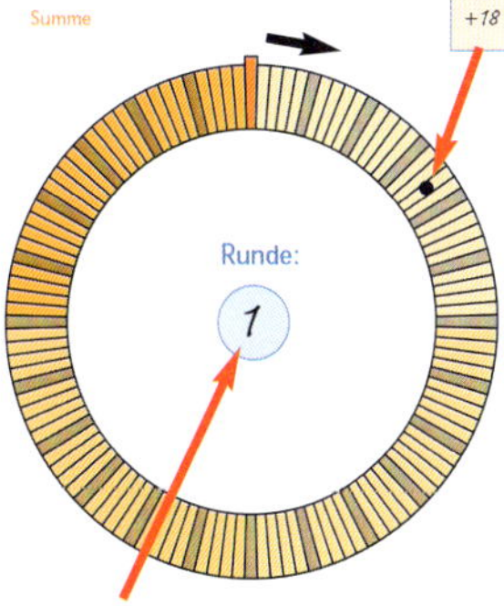

Der Bilanzkreis verdeutlicht Ihnen, wie weit Sie auf Ihrem Weg zum Ziel bereits gekommen sind. Rücken Sie entsprechend Ihrer Nutry-Bilanz auf dem Bilanzkreis im Uhrzeigersinn vor. Gehen Sie dabei von dem Spielstand der Vorwoche aus und addieren Sie jeweils die Wochenbilanzen. Ist Ihre Bilanz negativ, so gehen Sie auf dem Bilanzkreis rückwärts.

Tragen Sie hier ein, in welcher Spielrunde Sie sich befinden.

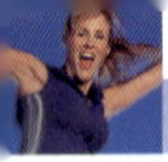

8. Spieldauer

Nutropoly hat einen Anfang aber kein Ende. Sie können Nutropoly so lange spielen, wie Sie möchten. Dabei werden Sie feststellen, dass Sie von Woche zu Woche leichter werden und dass Ihr Wohlbefinden kontinuierlich steigt. Beachten Sie dazu bitte auch die Hinweise zum BMI. Führen Sie regelmäßig einen BMI-Check (→ S. 19 f.) durch. Denken Sie daran, dass sich Ihre Nutry-Tagesration mit sinkendem Gewicht bzw. mit dem Erreichen Ihres Zielgewichtes ändert. Aktualisieren Sie deshalb regelmäßig Ihre Tagesration mit dem Nutry-Check (→ S. 21 f.).

9. Was Sie brauchen

Um Nutropoly spielen zu können, benötigen Sie die folgenden Materialien:

50 Nutry in verschiedenen Einheiten (0,5N, 1N, 2N, 5N)
22 Power-Nutry
1 Power-Nutry-Tabelle
1 Nutry-Preisliste
1 Nutry-Bilanztabelle (zum Kopieren)

Das ist alles, was Sie brauchen. Alle Materialien finden Sie zum Heraustrennen im Anhang. Viel Spaß beim spielenden Abnehmen!

10. Spielen in der Gruppe

Vielleicht fällt es Ihnen leichter, sich zu einem Spaziergang zu überwinden oder sich ein gesundes Essen zu kochen, wenn Sie nicht alleine sind? Bilden Sie eine Spielgruppe mit Gleichgesinnten! Das stärkt Ihre Motivation und bringt jede Menge Spaß. So können Sie beispielsweise Wetteinsätze wie eine Kinokarte oder die Einladung zu einem Kaffee vereinbaren, die eingelöst werden müssen, wenn ein Spieler ein bestimmtes Ziel erreicht hat. Als ein Ziel könnte beispielsweise festgelegt werden, 50 Nutry zu sparen oder 50 Power-Nutry zu verdienen. Hat ein Spieler oder eine Spielerin dieses Ziel erreicht, muss der Spieler mit den wenigsten gesparten oder verdienten Nutry den vereinbarten Wetteinsatz einlösen.

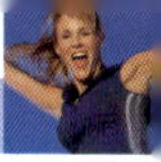

Vor dem Start

Wer darf Nutropoly spielen?

Tragen Sie einige Kilo Körpergewicht zu viel mit sich herum? Dann ist Nutropoly für Sie genau das Richtige. Ihr erster Schritt vor dem Spielbeginn ist eine Bestandsaufnahme: der BMI-Check.

BMI-Check

Die erste Frage lautet: Wie ist Ihr Körpergewicht zu bewerten? Haben Sie nur das Gefühl, ein paar Pfunde zu viel zu haben oder sind Sie tatsächlich zu dick? Eine Antwort gibt Ihnen Ihr persönlicher Body-Mass-Index (BMI).
Dieser Index bringt Ihre Körpergröße und Ihr Gewicht in eine Beziehung. Sie können Ihren BMI ganz leicht selbst berechnen. Sie müssen für die Ermittlung lediglich Ihr aktuelles Körpergewicht und Ihre Körpergröße kennen.
Auf unserer Internetseite **www.nutropoly.de** finden Sie einen **BMI-Rechner**. Einfach Ihr Körpergewicht und Ihre -größe eintragen – fertig.
Bei der Berechnung wird das Körpergewicht [kg] durch das Quadrat der Körpergröße [m^2] geteilt. Die Formel lautet:

$$\text{BMI} = \text{Körpergewicht} : (\text{Körpergröße in m})^2$$

Beispiel: Eine Person wiegt 74 kg und ist 1,68 m groß. Der BMI errechnet sich also folgendermaßen:
$\text{BMI} = 74 : (1{,}68)^2 = 74 : (1{,}68 \times 1{,}68) = 74 : 2{,}8 = 26{,}4$

Was sagt nun dieser Wert aus? Dies sagt Ihnen die BMI-Tabelle auf der folgenden Seite.

Zuerst den BMI-Check durchführen. Wenn Erkrankungen vorliegen oder eine bestimmte Diät eingehalten werden muss, fragen Sie erst einen Arzt oder eine Ärztin.

Führen Sie bitte vor dem Beginn des Spiels den BMI-Check durch und beachten Sie die dazugehörigen Erläuterungen in der Tabelle. Wiederholen Sie den BMI-Check regelmäßig jeden Monat. So haben Sie eine Kontrolle über die Veränderung Ihres Körpergewichts.

Was besagt Ihr BMI[1]?

BMI	Beurteilung des BMI	
unter 19[2]	Unter-gewicht	Sie wiegen zu wenig! Nehmen Sie nicht weiter ab! Bei Ihnen könnte sogar eine Tendenz zu Magersucht oder ein anderes gesundheitliches Problem vorliegen. Klärung bringt nur die Beratung durch einen Arzt oder eine Ärztin Ihres Vertrauens.
19–24,9	Normal gewicht	Ihr BMI liegt im idealen Bereich. Liegt ihr BMI an der unteren Grenze (19–23), sollten Sie nicht abnehmen. Liegen Sie mit Ihrem BMI im oberen Normbereich und fühlen sich dennoch unwohl mit Ihrem Körpergewicht, so kann Ihnen Nutropoly sicher weiterhelfen. Es vermittelt Ihnen mit der Zeit ein besseres Körpergefühl und kann Ihnen zu einer besseren Leistungsfähigkeit verhelfen.
25–29,9[3]	Leichtes bis mäßiges Über-gewicht	Wenn Sie sich wohl fühlen und keine gesundheitlichen Probleme haben, brauchen Sie sich um Ihr Gewicht eigentlich keine Sorgen zu machen. Wegen möglicher Langzeitfolgen oder für den Fall, dass Sie bereits an Risikofaktoren wie Bluthochdruck, Fettstoffwechselstörungen, Diabetes oder Gicht leiden oder andere übergewichtsbedingte Probleme bestehen, sollten Sie jedoch eine mäßige Gewichtsreduktion anstreben. Für Sie ist Nutropoly genau das Richtige!
30–39,9	Deut-liches Über-gewicht	Ihr BMI befindet sich leider im roten Bereich. Sie sollten abnehmen! Für Sie empfiehlt sich gezieltes Abnehmen unter ärztlicher Kontrolle und Hilfestellung durch eine speziell auf Sie abgestimmte Ernährungsberatung. Unter diesen Voraussetzungen können Sie natürlich auch Nutropoly spielen.
40 und höher	Sehr starkes Über-gewicht	Höchste Alarmstufe! Sie sollten aus medizinischen Gründen unbedingt abnehmen, wobei Sie aller Voraussicht nach auf individuelle Hilfe von Ernährungsexperten, Verhaltenstherapeuten und Physiotherapeuten angewiesen sind. Nutropoly bringt Sie hier leider ohne individuelle Beratung nicht weiter.

[1] Der BMI eignet sich zur Gewichtsbeurteilung nicht für Personen unter 18 Jahren, Schwangere sowie gebrechliche, alte Menschen.

[2] Bei Frauen unter 18 Jahren kann ein BMI unter 19 normal sein.

[3] Für Personen über 60 Jahre ist ein BMI von 23 bis 29 als Normbereich anzusehen.

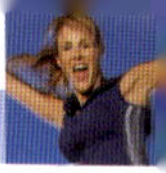

Nutry-Check

Wie hoch ist Ihr tägliches Nutry-Guthaben?

Die folgende Tabelle zeigt Ihnen, wie hoch Ihre tägliche Nutry-Ration ist, d. h. wie viele Nutry Sie sich für einen Tag zuteilen dürfen. Gehen Sie in der Ihrem Geschlecht entsprechenden Tabelle in der Zeile Ihres Alters nach rechts, bis Sie auf die Spalte mit Ihrem aktuellen Körpergewicht treffen. Hier lesen Sie Ihre Nutry-Tagesration ab.
Denken Sie daran, den Nutry-Check regelmäßig – z. B. einmal im Monat – durchzuführen! Wenn Sie mit der Zeit Gewicht abnehmen, verbraucht Ihr Körper weniger Energie, d. h. er kommt mit weniger Nutry aus. Daher bekommen Sie eine Ihrem veränderten Körpergewicht entsprechende Nutry-Tagesration zugeteilt, damit Ihre Gewichtsabnahme nicht stagniert.
Ablesebeispiel: Sie sind weiblich, Ihr Körpergewicht beträgt 75 Kilogramm (kg) und Sie sind 31 Jahre alt. Sie dürfen sich dann täglich 25 Nutry zuteilen.

Frauen

Alter in Jahren	15–18	19–30	31–60	über 60
Körpergewicht (kg)	Nutry/Tag	Nutry/Tag	Nutry/Tag	Nutry/Tag
55–59	25	22	21	20
60–64	26	23	22	20
65–69	28	25	23	20
70–74	30	27	24	21
75–79	31	29	25	22
80–84	33	31	26	24
85–89	35	33	27	25
90–94	37	35	28	26
95–99	38	37	29	27
100–104	40	38	30	28
105–109	42	40	31	29
110–114	43	42	32	30
115–119	45	44	33	32
120–124	47	46	34	33
125–129	48	48	35	34

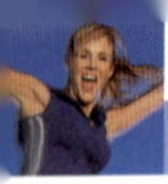

Männer

Alter in Jahren	15–18	19–30	31–60	über 60
Körpergewicht (kg)	Nutry/Tag	Nutry/Tag	Nutry/Tag	Nutry/Tag
60–64	32	29	28	21
65–69	34	31	29	23
70–74	37	33	31	26
75–79	39	35	32	21
80–84	41	37	34	27
85–89	43	38	35	29
90–94	46	40	37	30
95–99	48	42	38	31
100–104	48	44	40	33
105–109	48	46	41	34
110–114	48	48	42	36
115–119	48	48	44	37
120–124	48	48	45	39
125–129	48	48	47	40
130–134	48	48	48	42

Sie haben Ihr Zielgewicht erreicht?

Für den Fall, dass Sie Ihr Zielgewicht erreicht haben (BMI-Check) und nicht mehr abnehmen möchten bzw. dürfen, geben Sie das Ihrem aktuellen Körpergewicht entsprechende Nutry-Guthaben für Lebensmittel aus. Sparen Sie davon nichts ein, damit Sie nicht noch weiter abnehmen. Ist Nutropoly spielen damit für Sie beendet? Nein, denn Sie können sich weiter Power-Nutry durch körperliche Betätigung dazuverdienen und auf dem Bilanzkreis vorankommen.

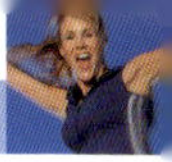

Power-Nutry

Bewegen heißt die Devise

Um nachhaltig abzunehmen ist körperliche Aktivität extrem wichtig. Drei Säulen hat ein augeglichenes Bewegungsprogramm:

1. Ausdauer: Durch Ausdauersportarten wie Walking und Jogging verbrennen Sie Fett im wahrsten Sinne des Wortes.
2. Muskelaufbau: Führen Sie ein gezieltes Muskelaufbautraining durch. So bauen Sie Muskeln auf und als Nebeneffekt schmelzen Ihre überzähligen Pfunde regelrecht dahin.
3. Dehnung: Ein Dehnprogramm verschafft Ihrem Körper Geschmeidigkeit und Wohlbefinden. Gleichzeitig fördert regelmäßige Dehnung die Koordination und vermindert das Verletzungsrisiko.

Bewegung verschafft Ihnen übrigens Power-Nutrys. Diese Power-Nutrys können Sie entweder für Nahrungsmittel ausgeben oder sparen! Wie viele Power-Nutrys Sie für welche Tätigkeit bekommen, sehen Sie in der folgenden Tabelle (→ S. 24 f.). Trainingspläne zum Herunterladen finden Sie auf unserer Homepage www.nutropoly.de.

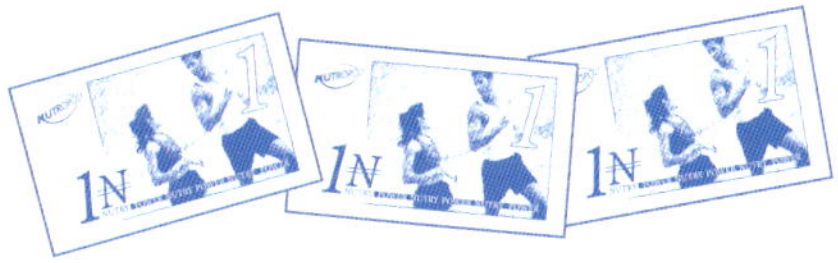

Wenn Sie im Fitness-Studio trainieren

Manche Geräte zeigen Ihren Energieverbrauch in Kilokalorien (kcal) an. Diesen Kilokalorienwert können Sie ganz einfach in Power-Nutry umrechnen. Teilen Sie die Anzahl der Kilokalorien durch 50. So kommen Sie auf den entsprechenden Power-Nutry-Wert.

kcal/50 = Power-Nutry-Wert

Beispiel: Eine Person trainiert eine Stunde auf dem Crosstrainer (leichte Intensität) und verbraucht dabei 500 kcal. Dies entspricht dann 10 Power-Nutrys.

Power-Nutry

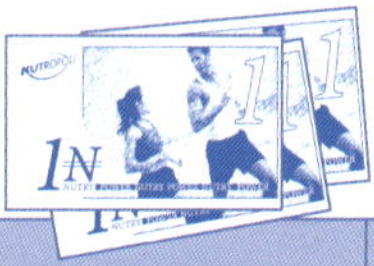

	Power-Nutry			
Aktivität (Minuten)	**10**	**20**	**30**	**60**
Aerobic	1	3	5	10
Auto waschen	0	1	2	4
Badminton	1	2	4	8
Basketball	1	2	4	8
Betten machen	1	2	3	5
Billard	0	0	0	1
Bogenschießen	0	1	2	4
Bowling (Kegeln)	0	1	2	3
Bügeln (stehend)	1	2	3	6
Crosstrainer - leicht	1	2	5	10
- mittel	2	4	6	12
- schwer	2	5	8	15
Eishockey	2	4	6	11
Eiskunstlauf	1	2	3	6
Fechten	1	2	4	8
Fenster putzen	0	1	2	4
Fitnesstraining	2	5	8	16
Frisbee	1	2	3	6
Fußball	2	3	5	10
Fußboden wischen	1	2	2	5
Gartenarbeit (ohne elektrische Geräte)	1	2	3	5
Gehen (Walking) - langsam (2–3 km/h)	0	0	1	2
- normal (5 km/h)	0	1	2	4
- schnell (6–7 km/h)	1	2	3	6
Geschirr spülen	0	1	2	3
Golf	1	2	3	5
Gymnastik - leicht	1	2	3	5
- intensiv	2	4	6	12
Handball	2	4	6	11

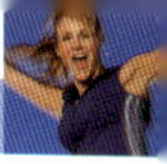

	Power-Nutry			
Aktivität (Minuten)	**10**	**20**	**30**	**60**
Hockey	2	3	5	10
Inline skaten - 15 km/h	1	2	3	6
- 20 km/h	1	3	4	9
- 25 km/h	2	4	6	12
Judo	2	5	7	15
Kanusport (6 km/h)	1	2	3	7
Karate/Taekwon-Do	2	5	7	15
Klettern	2	4	6	12
Krafttraining	1	3	4	8
Laufen (Joggen) - 9 km/h	2	4	6	12
- 12 km/h	3	6	8	17
- 15 km/h	4	7	10	20
Mountain-Biking	2	4	7	13
Nordic Walking - langsam (2–3 km/h)	0	1	2	4
- normal (5 km/h)	1	2	3	7
- schnell (6–7 km/h)	2	3	5	10
Rad fahren - 12 km/h	0	1	2	4
- 16 km/h	1	2	3	7
- 24 km/h	2	3	5	9
- 28 km/h	4	5	8	16
- 32 km/h	3	6	10	19
Reiten - Galopp	2	3	5	10
- leichter Trab	1	1	2	3
- Schritt	0	0	1	2
Ringen	2	5	7	15
Rudern - gemütlich	1	2	3	5
- Wettkampf	2	4	7	13
Schlittschuh laufen	1	2	4	8
Schnee schaufeln	1	3	5	10
Schwimmen (Brust) - 20 m/min	1	2	2	4
- 30 m/min	1	3	4	8

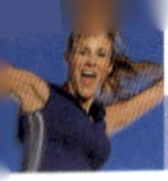

	Power-Nutry			
Aktivität (Minuten)	**10**	**20**	**30**	**60**
Schwimmen (Brust) - 40 m/min	2	4	5	11
- 50 m/min	2	5	7	14
(Rücken) - 20 m/min	0	0	1	2
- 30 m/min	1	2	3	5
Segeln	1	1	2	3
Sex - aktiv	1	2	3	7
- passiv	0	1	2	3
Ski alpin	2	4	6	11
Ski-Langlauf - 4 km/h	1	3	4	8
- 6 km/h	2	4	6	11
- 8 km/h	2	4	7	13
Snowboarding	2	4	7	13
Spinning	2	5	8	16
Squash	2	4	6	12
Step-Aerobic	2	4	6	11
Tai-Chi	1	2	3	6
Tanzen - Disco	1	2	4	7
- Gesellschaftstanz	1	1	2	4
- Tanzsport	2	3	5	10
Tauchen	3	6	10	20
Tennis	1	3	4	8
Tischtennis	1	2	2	5
Trampolin - Gehen (Walken)	1	2	3	6
- Laufen	2	4	6	12
- Hüpfen	3	5	8	15
Treppen steigen	1	2	4	8
Volleyball	1	1	2	4
Wandern mit Rucksack (5 km/h)	1	2	4	7
Wasserski	1	3	4	8
Windsurfen	1	3	4	9
Yoga	0	1	2	5

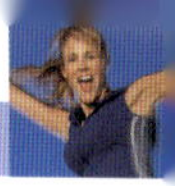

Nutropoly anwenden

Was Sie wissen sollten

In diesem Kapitel finden Sie wichtige Informationen rund um die Ernährung. Ferner erfahren Sie, zu welchem Ernährungstyp Sie gehören. Sind Sie ein Verwerter- oder ein Ausdauer-Typ? Dies zu wissen, hat eine enorme Bedeutung für Ihr zukünftiges Gewichtsmanagement. Gehören Sie zu den Menschen, die gerne Süßes essen oder sogar zuweilen einen unstillbaren Heißhunger darauf entwickeln? Erfahren Sie in den folgenden Abschnitten, was es damit auf sich hat.

Der Steinzeitmensch

Versetzen Sie sich einen Moment 40.000 Jahre zurück. In dieser Zeit entwickelte sich der Homo sapiens, der Typ von Mensch, aus dem wir entstanden sind. Wie haben unsere Vorfahren wohl gelebt? Lebensmittelgeschäfte, Ackerbau und Viehzucht gab es noch nicht. Doch die Natur bot ein reichhaltiges Angebot verschiedenster Nahrungsmittel. Es gab Fleisch und Fisch, daneben zahlreiche pflanzliche Nahrungsmittel: Nüsse, Früchte, Wurzeln. Das Nahrungsspektrum variierte mit den Jahreszeiten. Eine besondere Herausforderung für die Menschen damals war das Überstehen der Wintermonate. Obwohl sie sich sicher ausreichend bewegten, mussten sie in der Lage sein, sich einen Speichervorrat für den Winter anzulegen. Das Nahrungsspektrum im Herbst dürfte vorzugsweise aus süßen Früchten (Kohlenhydraten) sowie Fleisch und Innereien (Fette, Proteine) bestanden haben. Durch diese fett- und kohlenhydratreiche Ernährung legten unsere Vorfahren Depotfette an, die ihnen halfen, die kargen Wintermonate zu überstehen.

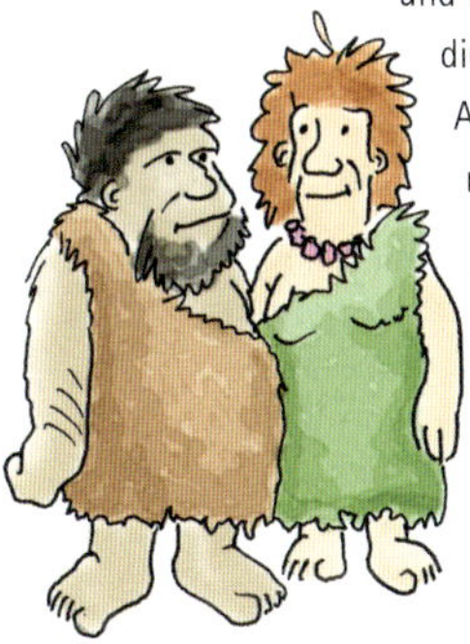

Am besten waren also jene Urmenschen angepasst, die am meisten Fett speichern konnten. Bis zum Frühjahr schmol-

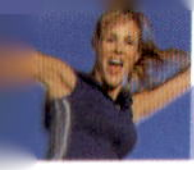

zen die Polster wieder ab. Mit der Aufnahme der Jagd- und Sammeltätigkeit stellte sich der Körper wieder um. Im Herbst begann wieder ein neuer Zyklus usw.

Die Neuzeit

Mit der Erfindung von Geräten, Ackerbau und Vorratshaltung veränderten sich einige Dinge. Die Menschen mussten ihren Schwerpunkt nicht mehr auf die Nahrungsbeschaffung legen. Nahrung stand zu jeder Jahreszeit zur Verfügung. Insbesondere Getreideprodukte aus dem Ackerbau besaßen die nötige Lagerfähigkeit. Der Bewegungsaufwand für die Nahrungsaufnahme wurde immer geringer und das Angebot immer größer.

Damit machen wir einen großen Zeitsprung und landen in der Gegenwart. Ein Überangebot an Nahrungsmitteln ist heute bei minimalem körperlichem Aufwand verfügbar. Unsere Nahrungsmittel besitzen einen hohen Verarbeitungsgrad. Die dominierende Energiequelle sind Kohlenhydrate und Fette. Essen dient nicht mehr der Selbsterhaltung, sondern ist tief in unserer Kultur verwurzelt und erfüllt zahlreiche Funktionen: vom Gesellschaftsereignis bis zum Trostpflaster, von der Gute-Laune-Diät bis zur 7-Tage-Körner-Kur. Schließlich sind wir in den letzten Jahren immer schwerer geworden. Übergewicht ist das Thema Nummer 1. Was ist schiefgelaufen?

Suchen wir gemeinsam nach Antworten und Lösungen.

Ernährungstypen

Der erste Schritt ist die Selbsterkenntnis. Die Natur hat uns unterschiedlich ausgestattet. Welche Ausstattung und welcher Ernährungstyp sind Sie? Aufschluss darüber gibt Ihnen der kleine Test auf der nächsten Seite. Lesen Sie zunächst alle Fragen durch. Kreuzen Sie dann die Aussagen an, die bei Ihnen am ehesten zutreffen.

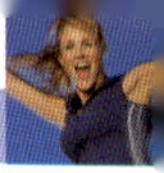

Welcher Typ sind Sie?

- Wenn ich Süßes nur anschaue, habe ich das Gefühl, zuzunehmen.
- Ich nehme leicht zu, verliere aber rasch meine Pfunde, wenn ich mich mehr bewege.
- Ich esse sehr wenig und achte genau darauf was ich esse, trotzdem nehme ich eher zu.
- Mir liegen ausdauernde sportliche Betätigungen wie lange Radtouren oder längere Waldläufe.
- Ich habe öfter Heißhunger, der in regelrechte Essattacken münden kann.
- Ich bin eher muskulös. Wenn ich trainieren würde, könnte ich schnell Muskeln aufbauen.
- Meine Figur ist eher schlank und sehnig, ich bin relativ groß.
- Ich habe schon viele Diäten probiert. Keine hat nachhaltig gewirkt. Im Gegenteil, mein Gewicht ist ständig gestiegen.
- Drei Stockwerke im Laufschritt hochzulaufen, bringt mich kaum aus der Puste.
- Essen verursacht bei mir häufig ein schlechtes Gewissen.
- Wenn ich zunehme, dann eher im Bereich des Bauches und/oder der Hüften. Ich kann aber leicht wieder abnehmen.
- Mein Körper ist eher stämmig und gedrungen, ich nehme leicht zu und sehr schwer ab.
- Ich bewege mich eigentlich gerne. Dauerndes Sitzen macht mich eher unruhig und rastlos.
- Wenn ich mich mal zu dick fühlte, waren das vielleicht drei bis vier Kilo zuviel. Aber die gehen in der Regel auch von alleine weg.
- Ich bin wegen meines Übergewichts in ärztlicher Behandlung.
- Ich habe bisher kaum über Abnehmen nachgedacht.
- Ich habe starkes Übergewicht und/oder Bluthochdruck und/oder erhöhte Bluttfettwerte.
- Ich liebe Pasta und Kartoffeln und nehme dabei kaum oder gar nicht zu.

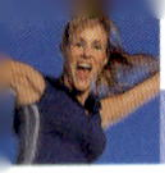

Auswertung:

Zählen Sie die Farbpunkte. Entscheidend ist, welche Farbe bei Ihnen am stärksten vertreten ist. Beachten Sie, dass es zwischen den einzelnen Typen gewisse Überschneidungen geben kann. Versuchen Sie aber, sich einer der drei vorgestellten Typen zuzuordnen. Darüber hinaus finden Sie weitere Empfehlungen für Ihren Typ im Verlauf dieses Kapitels.

Verwerter-Typ

Sie verfügen über einen langsamen Stoffwechsel und über einen eher niedrigen Grundumsatz. Das sind ideale Bedingungen, um in der Steinzeit zu überleben. Aber unter den geänderten Bedingungen der heutigen Ernährung sind diese ehemals positiven Eigenschaften eher eine Belastung.
Was können Sie tun? Durch Nutropoly haben Sie extrem gute Chancen, Ihr Gleichgewicht wieder ins Lot zu bringen.

Kraft-Typ

Eher muskulös und athletisch gebaut, „setzen" Sie bei Untätigkeit, verbunden mit kalorienreicher Ernährung, leicht an. Die Depots lagern sich eher im Bereich Bauch und/oder Hüften an. Durch Bewegung und moderate Ernährungseinschränkungen bekommen Sie Ihre Pfunde regelmäßig schnell wieder in den Griff. In der Steinzeit wäre diese Anpassungsfähigkeit von hohem Nutzen gewesen.

Ausdauer-Typ

Ihr Grundumsatz läuft von Natur aus auf hohen Touren. Sie dürften relativ schlank sein und können im Prinzip reichlich essen, ohne nennenswerte Gewichtsprobleme zu bekommen. Kohlenhydratreiche Lebensmittel wie Nudeln, Kartoffeln und Reis mögen Sie wahrscheinlich gerne und vertragen sie auch gut. Sie sind optimal an die bestehenden Ernährungsbedingungen angepasst. Allerdings hätten Sie in der Steinzeit möglicherweise Probleme gehabt, lange und kalte Winter zu überstehen. Um Ihr Gewicht in Ihrem persönlichen Wohlfühlbereich zu halten, ist Nutropoly optimal geeignet.

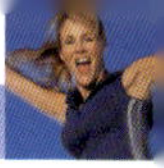

Nutropoly-Bewertung der Lebensmittel

Das Herzstück von Nutropoly ist die "Preisliste". Über 2.000 Lebensmittel und Gerichte werden hier bewertet. Die Bewertung berücksichtigt folgende Gesichtspunkte:

1. Aus Ballaststoffgehalt, Brennwert und Fettanteil ergibt sich der **Nutry-Wert.** Lebensmittel, die mehr als den von der Deutschen Gesellschaft für Ernährung (DGE) empfohlenen Richtwert an Fett haben, sind damit „teurer". Dagegen sind Lebensmittel mit einem hohen Ballaststoffgehalt „preiswerter". Der positive Wert von Ballaststoffen hinsichtlich der Senkung von Bluttfettwerten und damit der Vorbeugung von Herz-Kreislauferkrankungen ist wissenschaftlich einwandfrei belegt.
2. Die andere Bewertungsdimension ist die **„Glykämische Last"** eines Lebensmittels. Die Glykämische Last ist ein durch Versuche ermittelter Vorhersagewert für den Anstieg des Blutzuckers und des Insulins im Blut als Reaktion auf ein kohlenhydrathaltiges Lebensmittel. Alle in der Nutry-Preisliste grün gekennzeichneten Lebensmittel führen zu einem sehr niedrigen Anstieg beider Parameter, wenn Sie eine Portion davon zu sich nehmen.

Glykämische Last und Insulinspiegel

Den größten Anteil an unserer täglichen Ernährung haben die Kohlenhydrate. Kohlenhydrate bestehen aus zusammengesetzten Zuckermolekülen. Diese werden im Körper in einzelne, verwertbare Zuckerbausteine zerlegt. Der wichtigste und bekannteste Baustein ist die Glukose. Essen wir beispielsweise ein Stück Schokolade, so gelangt eine große Portion Zucker in unser Blut. Dieser Zuckeranstieg ruft die Ausschüttung von Insulin hervor. Insulin senkt den Blutzuckerspiegel. Dieser fällt dabei häufig unter den Ausgangswert. Ein niedriger Zuckerspiegel wiederum führt zu Hunger. Und genau dies ist der Grund, warum viele Menschen zwei bis drei Stunden nach Zufuhr von Süßigkeiten erneut Bedürfnis danach verspüren. Diesem Bedürfnis nachzugeben bedeutet im Grunde, Feuer mit Benzin zu löschen, da nach zwei bis drei Stunden erneut ein Bedürfnis nach Süßigkeiten auftritt usw. Insulin fördert aber auch die Aufnahme von Fett in die Fettzellen und hemmt

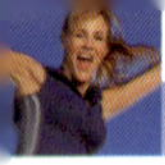

zusätzlich den Fettabbau. Die Zufuhr von Zucker und Fett ist also eine Garantie zum Zunehmen. Leider findet sich diese Kombination von Fett und Zucker in vielen Nahrungsmitteln: Schokolade, Nutellabrötchen mit Butter, Mars, Snickers um nur einige populäre Vertreter zu nennen. Zucker ist allerdings nicht gleich Zucker. Manche Lebensmittel treiben den Zuckerspiegel schlagartig in die Höhe, andere führen zu einem langsamen und moderaten Anstieg. Lebensmittel ohne nennenswerte Kohlenhydratanteile wie Fleisch, Geflügel, Fisch und Eier haben kaum Auswirkung auf den Blutzucker. Je niedriger die Wirkung eines Lebensmittels auf den Blutzuckerspiegel, desto geringer die Insulinausschüttung, was einen positiven Effekt darstellt. Die Stärke der Auswirkung kohlenhydratreicher Nahrungsmittel auf den Blutzuckerspiegel bezeichnet man auch als glykämischen Index (GI). Vereinfacht ausgedrückt, sind Lebensmittel mit einem niedrigen GI günstig und Lebensmittel mit hohem GI ungünstig (Insulinfreisetzung, Hemmung des Fettabbaus). Um die tatsächliche Auswirkung der Kohlenhydrate in Bezug auf die tatsächlich zugeführte Kohlenhydratmenge einer Portion zu beurteilen, entwickelte man das Konzept der Glykämischen Last (GL). Die GL setzt sich zusammen aus dem GI multipliziert mit der Kohlenhydratmenge einer Portion, geteilt durch 100. Eine GL von bis zu 10 gilt als niedrig, von 11 bis 19 als mittel und von 20 bis 100 als hoch.
Beispiel: Ein ganzer Apfel hat einen GI von 38 und einen Kohlenhydratanteil von 15 g/Portion. Daraus ergibt sich: 38 mal 15 geteilt durch 100 gleich 6 (aufgerundet). Diese Rechnerei haben wir Ihnen abgenommen und alle niedrigen GL-Werte in der Nutry-Tabelle grün gekennzeichnet.

Nutropoly-Gewichtsmanagement

Die „einzig richtige Ernährung für Alle" gibt es nicht. Jeder Mensch ist anders – wir unterscheiden uns in unserem Lebensstil, und so individuell wie unser Aussehen ist auch unser Stoffwechsel. Nach der Durchführung des Tests haben Sie nun einen Anhaltspunkt für Ihren Stoffwechseltyp. Jeder dieser Typen hat verschiedene Ansprüche, und daher muss die Ernährung typgerecht bzw. individuell verschieden sein.

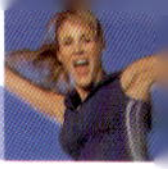

Nutropoly-Gewichtsmanagement für den Verwerter-Typ

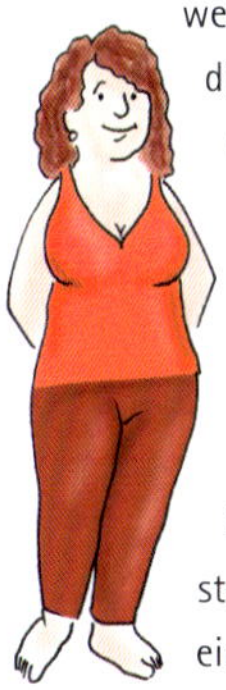

Der Verwerter-Typ zeichnet sich durch einen stämmigen Körperbau aus. Aufgrund kohlenhydratreicher Ernährungsweise besteht in der Regel leichtes bis ausgeprägtes, diätresistentes Übergewicht. Der Verwerter-Typ leidet mitunter an Heißhungerattacken auf kohlenhydratreiche Lebensmittel wie Chips, Schokolade und süße Getränke. Diese Heißhungerattacken, die sich in entsprechenden Fettdepots und schlechtem Gewissen niederschlagen, werden durch einen hohen Insulinspiegel ausgelöst. Bedingt durch das ständige Kohlenhydratangebot stellt sich der Körper auf eine hohe Insulinproduktion ein. Nach einer Mahlzeit steigen Blutzucker- und Insulinspiegel. In der Folge wird der Blutzuckerspiegel durch die Insulinwirkung gesenkt und fällt häufig sogar unter seinen Ausgangswert. Der niedrige Blutzuckerspiegel signalisiert dem Körper Hunger. Es erfolgt erneut Nahrungsaufnahme und das Spiel beginnt von vorne. Da Insulin auch Fett in die Fettzellen schleust, ist die Kombination von kohlenhydratreichen und fetten Speisen besonders fatal.

Ernährungsmanagement für den Verwerter-Typ

Der Anteil an Kohlenhydraten sollte zunächst stark zugunsten des Eiweißanteils reduziert werden. Zusätzlich sind Nahrungsmittel mit einem niedrigen glykämischen Index zu bevorzugen. Diese sind in der Nutry-Preisliste grün gekennzeichnet. Auch der Fettgehalt sollte eingeschränkt und zugunsten einfach und mehrfach ungesättigter Fette umgestellt werden. Besonders zu bevorzugen sind Omgea-3-Fette, die in Seefischen wie Lachs in größerem Maß enthalten sind. Eine solche Ernährung führt zum Absinken des Insulinspiegels und zu einer allmählichen Erhöhung der Empfindlichkeit. Dadurch werden auch Heißhungerattacken unterdrückt.

Bei starkem Übergewicht empfiehlt sich das konsequente Einhalten des im Anhang vorgestellten Wochenplans (→ S. 123 ff.). Auf der Basis dieses Planes sollte eine Ernährungsumstellung von mindestens vier Wochen durchgeführt werden.

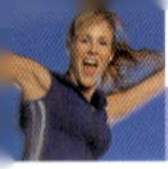

Bewegungmanagement für den Verwerter-Typ

Für die Bewegung heißt es zunächst, einen Einstieg zu finden. Ausdauersportarten wie moderates Walken, Nordic-Walken oder Radfahren sollten von 2–3 Trainigseinheiten pro Woche auf 4–5 Einheiten von 20–40 Minuten Dauer gesteigert werden. Untrainierte unterziehen sich vor dem Trainingsbeginn am besten einem ärztlichen Check-up. Neben Ausdauerbelastungen ist ein leichtes Muskelaufbauprogramm sinnvoll. Ein einfaches Dehnprogramm rundet das Bewegungsprogramm ab. Dehnungsübungen, regelmäßig (täglich) durchgeführt, führen zu einem verbesserten Körpergefühl und zu einer verbesserten Beweglichkeit. Ausdauertraining führt zu einer Anregung des Grundumsatzes und Muskelaufbautraining zu einer rascheren Steigerung der Insulinempfindlichkeit. Zusammen mit der niedrig glykämischen, eiweißreichen und fettarmen Ernährung kommt ein rascher Abbau der Fettdepots zustande. Was weiterhilft: Gründen Sie mit Gleichgesinnten eine Nutropoly-Gruppe. Führen Sie sportliche Aktivitäten gemeinsam durch. Motivieren Sie sich in der Gruppe und sparen Sie Nutrys um die Wette.

Nutropoly-Gewichtsmanagement für den Kraft-Typ

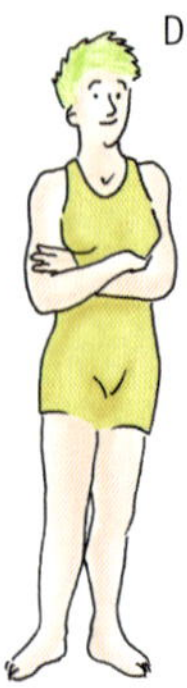

Der Kraft-Typ ist muskulös, Brust, Schultern und Arme sind betont. Bedingt durch den Bewegungsdrang und sportliche Aktivitäten bemerken Vertreter dieses Typs erst beim Nachlassen der Aktivitäten eine moderate Gewichtszunahme. Diese Gewichtszunahme kann schleichend erfolgen und sich dabei gleichmäßig über den ganzen Körper erstrecken. Übergewicht und Inaktivität gehen auf jeden Fall Hand in Hand. Durch vermehrte Bewegung und etwas „Disziplin" verliert der Kraft-Typ relativ schnell Gewicht. Er muss jedoch darauf achten, dass sich Energiezufuhr und Energieverbrauch die Waage halten, insbesondere in den Lebensjahren ab 40. Der Kraft-Typ reagiert auf übermäßige Kohlenhydratzufuhr in Kombination mit Fetten mit einer Gewichtszunahme, sofern der entsprechende körperliche Ausgleich fehlt.

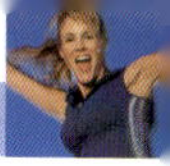

Ernährungsmanagement für den Kraft-Typ

Der Kraft-Typ sollte den Kohlenhydrat- und Fettanteil bei seiner Ernährung unter Berücksichtigung der Glykämischen Last vermindern. Konkret bedeutet dies, dass er bewusst Nahrungsmittel mit einer niedrigen Glykämischen Last zu sich nehmen sollte. Diese sind in der Nutry-Preisliste grün gekennzeichnet. Bei stärkerem Übergewicht profitiert der Kraft-Typ durch die Einhaltung des hier vorgeschlagenen Ernährungsplans. Omega-3-Fett aus Seefischen wie Lachs, gehören mindestens zweimal pro Woche auf den Tisch. Bei starkem Übergewicht empfiehlt sich der im Anhang vorgestellte Wochenplan (→ S. 123 ff.). Auf der Basis dieses Planes erfolgt eine Ernährungsumstellung über mindestens vier Wochen. Mit dieser Strategie nimmt der Kraft-Typ sehr rasch ab, insbesondere, wenn auch die körperliche Betätigung verstärkt wird. Der Kraft-Typ wird anschließend sein Gewicht halten, wenn er bei der Ernährung Nahrungsmittel mit niedriger Glykämischer Last (grün) bevorzugt auswählt. Als Abendmahlzeit ist eine eiweißreiche und kohlenhydratarme Mahlzeit vorzuziehen. Möglicherweise reicht dies schon, um das Gewicht zu halten.

Bewegungsmanagement für den Kraft-Typ

Der Kraft-Typ hat gute Grundbedingungen für den Start. Nach längeren Jahren der Inaktivität sollte jedoch vor Aufnahme der sportlichen Aktivitäten ein ärztliches Chek-up durchgeführt werden. Die Einbeziehung von Ausdauertraining in das Programm erhöht zusätzlich den Grundumsatz und damit den Einergieverbrauch. Für die Erhaltung des Wohlfühlgewichtes ist zusätzlich zum Krafttraining mindestens dreimal wöchentlich ein Ausdauerprogramm (Nordic-Walken, Joggen, Crosstrainer u. ä.) mit einem zeitlichen Umfang von 30–45 Minuten erforderlich. Ausdauer- und Krafttraining sollten mit einem täglichen Dehnprogramm kombiniert werden. Der Kraft-Typ profitiert im Vergleich zu den anderen Ernährungstypen am schnellsten und am sichtbarsten von einem kombinierten Bewegungs- und Ernährungsprogramm. Gezieltes Krafttraining, verbunden mit eiweißreicher Ernährung, führt innerhalb von vier bis sechs

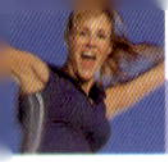

Wochen zu sichtbaren und messbaren Erfolgen. Initial erfolgt eine schnelle Gewichtsabnahme durch Wasserverlust. Später verlangsamt sich der Gewichtsverlust. Möglicherweise verharrt der Zeiger der Waage an einer bestimmten Stelle. Dies ist jedoch ein Zeichen für den Abbau von Fettgewebe zugunsten eines Aufbaus von Muskelgewebe. Dieser Umbau zeigt sich z. B. in einem immer weiter werdenden Hosenbund und vor allem in einem steigenden Wohlbefinden und erhöhter Leistungsfähigkeit. Gemeinsame sportliche Aktivitäten helfen Ihrer Motivation. Suchen Sie sich Gleichgesinnte und gründen Sie eine Nutropoly-Gruppe.

Nutropoly-Gewichtsmanagement für den Ausdauer-Typ

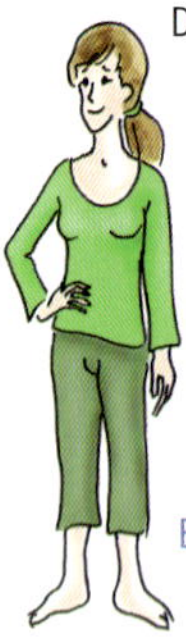

Der Ausdauer-Typ verfügt über einen gestreckten und schlanken Körperbau. Gewichtsprobleme sind bei diesem Typ eher selten. Vielmehr können Sie in ausreichenden Mengen und ohne die Gefahr beständiger Gewichtszunahme kohlenhydratreiche Lebensmittel essen. Die meisten Ausdauer-Typen gehören in die beneidenswerte Gruppe derjenigen, die essen können, ohne dick zu werden.

Ernährungsmanagement für den Ausdauer-Typ

Dem Ausdauer-Typ stehen alle Nahrungsmittel der Nutry-Liste zur Verfügung. Eine ballaststoffreiche und auf Vollkornprodukten basierende Ernährung ist empfehlenswert. Die Tagespläne sind für den Ausdauer-Typ nur dann geeignet, wenn er zusätzlich kohlenhydratreiche Beilagen zu sich nimmt: Vollkornbrot zu den Salaten, Kartoffeln, Reis oder Nudeln zu den Hauptgerichten.

Bewegungsmangement für den Ausdauer-Typ

Wenn der Wunsch besteht, Gewicht aufzubauen, gibt es für den Ausdauer-Typ die Möglichkeit des Krafttrainings. Dieses Training sollte von einer eiweißreichen Ernährung begleitet werden, da es sonst eher zu einem Abbau von Muskeln kommt. Auch bei einer optimalen Trainings- und Ernährungsgestaltung erfolgt der Muskelzuwachs eher langsam. Die Stärken liegen eher im Ausdauersportbereich. Gerade unter den Langstreckenläufern ist der Ausdauer-Typ zu finden.

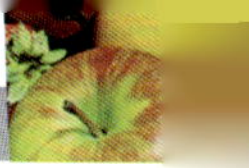

Nutry-Preisliste

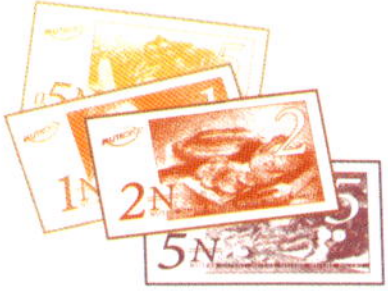

In der folgenden Liste finden Sie über 2000 bewertete Einzelnahrungsmittel und Gerichte. Jedes der hier aufgelisteten Lebensmittel hat seinen Nutry-Preis.
Die Bewertung berücksichtigt folgende Gesichtspunkte:

1. Aus Ballaststoffgehalt, Brennwert und Fettanteil ergibt sich der Nutry-Wert. Lebensmittel, die mehr als den von der Deutschen Gesellschaft für Ernährung (DGE) empfohlenen Richtwert an Fett haben, sind damit „teurer". Dagegen sind Lebensmittel mit einem hohen Ballaststoffgehalt „preiswerter".
2. Die andere Bewertungsdimension ist die „Glykämische Last" eines Lebensmittels. Die Glykämische Last ist ein durch Versuche ermittelter Vorhersagewert für den Anstieg des Blutzuckers und des Insulins im Blut als Reaktion auf eine Portion eines kohlenhydrathaltigen Lebensmittels. Die grünen Lebensmittel haben bei der angegebenen Portionsgröße eine niedrige „Glykämische Last" und führen zu einem sehr niedrigen Anstieg von Blutzucker und Insulin, wenn Sie **eine Portion in der angegebenen Größe** davon zu sich nehmen.
3. Für die nicht markierten Lebensmittel liegt die „Glykämische Last" höher oder ist bislang nicht bestimmt. In diesem Fall kann bei Kohlenhydratanteil von weniger als 10 g/Portion eine mittlere oder hohe „Glykämische Last" nicht ausgeschlossen werden.

Wichtig – Die Menge macht's

Es darf jedoch nicht mehr als eine Portion verzehrt werden! Ein Weißbrot mit Pflaumenmus ist im grünen Bereich und 1,5 Nutry wert. Die doppelte Menge hätte dagegen eine größere Glykämische Last und einen Preis von 3 Nutry.

Hinweis – Grüne Lebensmittel

Die grünen Lebensmittel haben eine Glykämische Last (GL) kleiner 10 oder Kohlenhydratgehalt kleiner als 10 g/Portion. Dies trifft besonders für die Kategorien Fleisch, Geflügel und Fisch (eiweißreich) oder Fette, Öle und Käse (fettreich) zu.

Inhalt

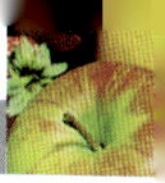

Abkürzungen:

TL	Teelöffel
EL	Esslöffel
TK	Tiefkühlkost
F. i. Tr.	Fett in Trockenmasse
geh.	gehäuft
Päck.	Päckchen
St.	Stück
kl.	klein
gr.	groß
>	mehr als
<	weniger als

Übliche Einheiten und Größen:

1 EL	15 ml
1 TL	5 ml
1 EL Öl	12 g
1 TL Öl	5 g
1 EL Soße mit Einlage	ca. 20 g
1 EL Soße ohne Einlage	ca. 15 g
1 Glas	200 ml
1 Tasse	150 ml
1 Scheibe Brot	ca. 45 g
1 Scheibe/1 Ecke Käse	ca. 30 g
1 Scheibe Wurst	ca. 30 g

Glykämische Last (GL) kleiner 10 oder Kohlenhydratgehalt kleiner als 10 g/Portion

ohne Markierung: GL nicht bestimmt oder Kohlenhydratanteil mehr als 10 g/Portion

Brot und Brötchen

	Nutry
Baguette-Brot, 1 Scheibe (30 g)	1
Baguette-Brötchen, 1 St. (60 g)	2,5
Brot, alle Sorten, 1 Scheibe (45 g)	1,5
Brötchen, alle Sorten, 1 St. (45 g)	2
Brötchen, getrocknet (Scorpa, Brödli etc.), 1 Hälfte (10 g)	0,5
Croissant, 1 St. (70 g)	7,5
Croissant mit Schokolade, 1 St. (70 g)	8
Dampfbrötchen mit Hefe, 1 St. (45 g)	2
Fladenbrot, 1 Ecke (50 g)	2
Grahambrot, 1 Scheibe (40 g)	1,5
Graubrot, 1 Scheibe (45 g)	1,5
Knäckebrot, alle Sorten, 1 Scheibe (10 g)	0,5
Laugengebäck, 1 St. (50 g)	3
Mischbrot, 1 Scheibe (45 g)	1,5
Paniermehl/Semmelbrösel, 1 EL geh. (10 g)	0,5
Pita-Brot, 1 St. (65 g)	2,5
Pumpernickel, 1 Scheibe (40 g)	1
Rosinenbrötchen, 1 St. (45 g)	2
Röstbrotwürfel, 2 EL (10 g)	0,5
Taco-Schale, 1 St. (10 g)	1
Toastbrot, alle Sorten, 1 Scheibe (25 g)	1
Tortilla (40 g)	2
Vollkornbrot, alle Sorten, 1 Scheibe (50 g)	1,5
Vollkornbrötchen, alle Sorten, 1 St. (60 g)	2
Weißbrot, 1 Scheibe (30 g)	1
Zwieback, 1 St. (10 g)	0,5

Glykämische Last (GL) kleiner 10 oder Kohlenhydratgehalt kleiner als 10 g/Portion

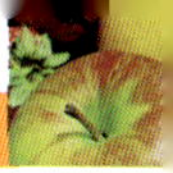

Brotaufstriche, süß

	Nutry
Ahornsirup, 1 EL (20 g)	1
Erdnussbutter, 1 EL (12 g)	1,5
Fruchtsirup, 1 EL (20 g)	1
Honig/Kunsthonig, 1 TL (10 g)	0,5
Konfitüre/Marmelade/Gelee, alle Sorten	
- mit Zucker, 1 EL (20 g)	1
- mit Zuckeraustauschstoff und Süßstoff, 2 EL (40 g)	0,5
- mit Fruchtzucker für Diabetiker, 1 EL (20 g)	0,5
Maronencreme, süß, 1 EL (20 g)	1
Nussmus/Mandelmus, 1 EL (12 g)	1,5
Nuss-Nougat-Creme, 1 EL (20 g)	2
Nuss-Nougat-Creme für Diabetiker, 1 EL (20 g)	2
Pflaumenmus, 1 EL (20 g)	0,5
Sirup/Glukosesirup, 1 EL (20 g)	1,5
Sirup für Diabetiker, 1 EL (20 g)	1

☐ ohne Markierung: GL nicht bestimmt oder Kohlenhydratanteil mehr als 10 g/Portion

Desserts und süße Speisen

	Nutry
Apfel im Schlafrock, 1 Teller (250 g)	8
Apfelkompott/-mus mit Zucker, 1 Schale (150 g)	1
Apfelschmarrn, 1 Portion (200 g)	8,5
Arme Ritter (Brot in Eierkuchenteig), 1 St. (75 g)	3,5
Bananen im Ausbackteig, 1 St. mittel (150 g)	4,5
Bayerische Creme, 1 Schale (150 g)	7,5
Birnen mit Schokoladensoße, 1 Portion (150 g)	2
Bratäpfel, 1 St. (150 g)	3,5
Buchweizengrütze, 1 Schale (150 g)	4
Buttermilchkaltschale, 1 Teller (350 g)	4,5
Buttermilchspeise, 1 Schale (150 g)	3
Crêpes Suzette, 1 St. (50 g)	2
Dampfnudeln, 1 St. (110 g)	6
Früchtequark, 1 Schale (150 g)	3
Fruchtkaltschale, 1 Teller (350 g)	3,5
Fruchtschaum-Dessert, 1 Schale (150 g)	3
Fruchtsoßen, 4 EL (60 g)	0,5
Grießpudding, 1 Schale (150 g)	6,5
Grießschnitten, 1 St. (150 g)	5
Grießsuppe mit Milch, 1 Teller (350 g)	6,5
Honigpfannkuchen, 1 St. (50 g)	2,5
Joghurtcreme, 1 Schale (150 g)	4
Kaiserschmarrn, 1 Portion (200 g)	8
Karamellsoße, 4 EL (60 g)	1
Kartoffelbällchen, süß (Hefeteig mit Kartoffeln), 1 St. mittel (100 g)	3
Kirschkaltschale, 1 Teller (350 g)	7
Kirschmichel, 1 Portion (150 g)	5,5
Krapfen (Beignets), 1 St. (55 g)	1,5
Mehlpfannkuchen (Plinsen), 1 St. (50 g)	2
Milchsuppe, 1 Teller (320 g)	6,5
Mousse au chocolat, 1 Schale (150 g)	6,5
Obstkompott mit Zucker, 1 Schale (150 g)	1
Palatschinken, 1 Portion (150 g)	7,5
Pfannkuchen (Eierkuchen) mit Konfitüre, 1 St. (60 g)	2,5
Pudding, 1 Schale (150 g)	4

Glykämische Last (GL) kleiner 10 oder Kohlenhydratgehalt kleiner als 10 g/Portion

	Nutry
Quark-/Topfenschnitten, 1 St. (100 g)	6,5
Quarkklöße, 1 St. (100 g)	4
Quarkkrapfen, 1 St. (55 g)	3,5
Rote Grütze, 1 Schale (150 g)	3
Rumtopf, 4 EL (60 g)	1,5
Sahnesoße, süß, 4 EL (60 g)	4
Salzburger Nockerln, 1 Portion (100 g)	4,5
Schokoladenkaltschale, 1 Teller (350 g)	6,5
Schokoladensoße, 4 EL (60 g)	1
Topfenstrudel, 1 Portion (150 g)	6
Vanillesoße, 4 EL (60 g)	1
Weincreme, 1 Schale (150 g)	3,5

Ei

	Nutry
Ei (Hühnerei), 1 St. (60 g)	2
Eigelb (Hühnerei), 1 St. (22 g)	1,5
Eiweiß (Hühnerei), 1 St. (38 g)	0,5
Eiweißpulver, 1 EL (10 g)	0,5
Entenei, 1 St. (50 g)	2
Gänseei, 1 St. (65 g)	2,5
Putenei, 1 St. (65 g)	2,5
Vollei-Pulver (Hühnerei), 1 EL (10 g)	1,5

Eierspeisen

Je 1 Portion

	Nutry
Cocktail-Eier mit Schinken und Champignons (150 g)	5
Eier „russisch" (120 g)	5,5
Eier, gekocht, mit Remouladensoße (110 g)	4
Eier, pochiert (verlorene Eier) (120 g)	4
Eierpfannkuchen/Eierkuchen (180 g)	8
Eierragout mit Pilzen (240 g)	5,5
Eierstich mit Kräutern (140 g)	4
Omelett (140 g)	6
Omelett mit Champignons (200 g)	7
Omelett mit Kartoffeln und Schinken (200 g)	5
Rührei (120 g)	4,5
Rührei mit Pilzen (200 g)	5
Rührei mit Schinken und Pilzen (200 g)	6,5
Rührei mit Speck (200 g)	8
Spiegelei (in Fett gebacken), 1 St. (65 g)	3
Spiegelei mit Schinken, (160 g)	6,5

Glykämische Last (GL) kleiner 10 oder Kohlenhydratgehalt kleiner als 10 g/Portion

Eis

	Nutry
Eis, 1 Kugel (75 g)	1,5
Big Sandwich, 1 St.	3,5
Calippo Cola, 1 St.	1,5
Cornetto	
- Bottermelk-Zitrone, 1 St.	4,5
- Erdbeer, 1 St.	5
- Haselnuss, 1 St.	5,5
- Royal, 1 St.	7
Cornetto-Soft, alle Sorten, 1 St.	3,5
Cuja Mara Split, 1 St.	2
Domino, 1 St.	2,5
Eis mit Schlagsahne, 1 kl. Portion (100 g)	2,5
Eis-Baisertorte, 1 St. (120 g)	5,5
Eisbecher mit Sahne und Früchten, 1 Portion (200 g)	8
Eiskaffee, 1 Portion (200 g)	9
Eiskonfekt, 1 St. (12 g)	1
Eiswaffel, 1 St. (5 g)	0,5
Flutschfinger, 1 St.	1
Fruchteis, 1 Kugel (75 g)	1,5
Fürst-Pückler-Eis, 1 Portion	4
Macao	
- Mandel, 1 St.	7,5
- Straciatella, 1 St.	6,5
- Vanille, 1 St.	6,5
Magnum	
- Caramel & Nuts, 1 St.	4,5
- Classic, Magnum Weiß, 1 St.	6,5
- Double Chocolate, 1 St.	9
- Mandel, 1 St.	7
- Yoghurt fresh, 1 St.	5,5
Maple Walnuts, Tüte, 1 St.	7
Milchspeiseeis, 1 Kugel (75 g)	1,5
Milk Flip, 1 St.	1
Nogger, 1 St.	5

	Nutry
Nucki	
- Erdbeer, 1 St.	4
- Nuss, 1 St.	5,5
Panna Cotta Orange, Tüte, 1 St.	5,5
Pfirsich Melba, 1 Portion (200 g)	6,5
Sahneeiscreme, 1 Kugel (75 g)	3,5
Sahnefruchteis, 1 Kugel (75 g)	2,5
Schwarzwälder Kirsch, Tüte, 1 St.	5,5
Softeis mit Waffel, 1 St. (100 g)	2,5
Solero Exotic, 1 St.	2,5
Sorbet, 1 kl. Portion (75 g)	2
Vanilleeis mit heißen Himbeeren, 1 Portion (200 g)	4
Waffeltüte, 1 St. (10 g)	1

Glykämische Last (GL) kleiner 10 oder Kohlenhydratgehalt kleiner als 10 g/Portion

Fette und Öle

Je 1 EL (12 g)

	Nutry
Butter	2
Butter, halbfett	1
Erdnussbutter	1,5
Frittierfett	2,5
Kakaobutter	2,5
Knoblauchbutter, bis 62 % Fett	1,5
Kokosfett	2,5
Kräuterbutter	2
Lebertran	2,5
Margarine	2
- halbfett	1
- viertelfett	0,5
Mayonnaise	
- 25 % Fett	1
- 50 % Fett	1,5
- 80 % Fett	2
Öl/Pflanzenöl, alle Sorten, 1 EL (12 g)	2,5
Remoulade, 65 % Fett	2
Rindertalg	2,5
Schmalz	2,5
Streichrahm, 22 % Fett	0,5

Hinweis: Fette und Öle enthalten so gut wie keine Kohlenhydrate und sind daher grün. Aufgrund der höheren Gehalte an ungesättigten Fettsäuren sind folgende Öle empfehlenswert: Lein-, Raps-, Walnuss-, Soja-, Weizenkeim- und Olivenöl.

Fisch und Meeresfrüchte

	Nutry
Aal, frisch, roh (150 g)	9
Aal, geräuchert (75 g)	5
Austern, 5 St. (100 g)	1,5
Backfisch, paniert, roh (150 g)	5
Barsch, frisch, roh (150 g)	2,5
Barsch, geräuchert (75 g)	1,5
Bismarckhering, Konserve, abgetropft, 1 St. (85 g)	3,5
Brathering, Konserve, abgetropft, 1 St. (150 g)	6
Bratmakrele, Konserve, abgetropft (65 g)	2,5
Bückling, 1/2 Fisch (125 g)	6
Fischfrikadelle, paniert (150 g)	3,5
Fischstäbchen, roh, 1 St. (30 g)	0,5
Flunder, frisch, roh (150 g)	3
Forelle, frisch, roh (150 g)	3,5
Forelle, geräuchert (75 g)	2
Garnelen, 5 St. (50 g)	1
Hecht, frisch, roh (150 g)	2,5
Heilbutt, frisch, roh (150 g)	3
Heilbutt, geräuchert (75 g)	1,5
Hering, frisch, roh (150 g)	7
Hering, geräuchert (75 g)	3,5
Hummer, 1 kl. Portion (100 g)	1,5
Kabeljau/Dorsch, frisch, roh (150 g)	2,5
Karpfen, frisch (150 g)	3,5
Karpfen, geräuchert (75 g)	2
Kaviar, echt, 1 TL (5 g)	0,5
Kaviarersatz, 3 TL (15 g)	0,5
Krabben, 2 EL (50 g)	1
Krebse, Krustentiere, frisch (100 g)	2
Lachs/Salm, frisch, roh (150 g)	4
Lachs, geräuchert, 1 Scheibe (60 g)	2
Languste (100 g)	2
Makrele, frisch (150 g)	6
Makrele, geräuchert (75 g)	3
Makrele, Konserve in Öl, abgetropft, 2 EL (60 g)	2,5
Matjeshering, frisch (150 g)	9,5

Glykämische Last (GL) kleiner 10 oder Kohlenhydratgehalt kleiner als 10 g/Portion

	Nutry
Matjeshering, geräuchert (75 g)	5
Matjeshering, Konserve, in Öl, abgetropft (65 g)	3,5
Muscheln, 1 Portion (125 g)	1,5
Rotbarsch, frisch, roh (150 g)	3
Rotbarsch, geräuchert (75 g)	1,5
Sardelle (Anchovis), frisch (150 g)	3
Sardelle, geräuchert (75 g)	1,5
Sardelle, Konserve, abgetropft (65 g)	1,5
Sardellenpaste (10 g)	0,5
Sardine, frisch, roh (150 g)	4
Sardine, geräuchert (75 g)	2
Sardine, Konserve, in Öl, abgetropft, 2 EL (60 g)	2
Schellfisch, frisch, roh (150 g)	2,5
Schellfisch, geräuchert (75 g)	1,5
Scholle, frisch, roh (150 g)	2,5
Scholle, geräuchert (75 g)	1,5
Schwertfisch, frisch, roh (150 g)	3,5
Schwertfisch, geräuchert (75 g)	2
Seehecht, frisch, roh (150 g)	3
Seehecht, geräuchert (75 g)	1,5
Seelachs/Köhler, frisch, roh (150 g)	2,5
Seelachs/Köhler, geräuchert (75 g)	1,5
Seeteufel, frisch, roh (150 g)	2
Seezunge, frisch, roh (150 g)	2,5
Seezunge, geräuchert (75 g)	1,5
Sprotte, frisch, roh (150 g)	7,5
Sprotte, geräuchert (75 g)	4
Steinbutt, frisch, roh (150 g)	2,5
Steinbutt, geräuchert (75 g)	1,5
Thunfisch, frisch, roh (150 g)	7,5
Thunfisch, Konserve in Öl, abgetropft, 2 EL (60 g)	3
Thunfisch, Konserve, in eigenem Saft, 2 EL (60 g)	1,5
Tintenfisch, Fleisch (150 g)	2,5
Wels frisch, roh (150 g)	5,5
Wels, geräuchert (75 g)	3
Zander, frisch, roh (150 g)	2,5

Fischgerichte

1 Portion, falls nicht anders angegeben

	Nutry
Aal, gebacken (150 g)	9
Aal, gekocht, mit Dillsoße (250 g)	15,5
Barsch, in Folie gebacken (250 g)	7
Bouillabaisse, 1 Tasse (150 g)	2
Fisch, gedünstet, mit Kräutersoße (200 g)	5
Fisch, im Ganzen gebraten, mit Sahnesoße (250 g)	7
Fisch, überbacken (300 g)	10
Fischauflauf (300 g)	9
Fischfilet „Müllerin" (230 g)	9
Fischfilet „neapolitanisch", in Soße (200 g)	4,5
Fischfilet, gebraten (200 g)	4,5
Fischfilet, gedünstet (200 g)	5
Fischfilet, gedünstet, mit Gemüsesoße (300 g)	5
Fischfilet, gegrillt (200 g)	6
Fischfilet im Eierteig (230 g)	8,5
Fischfilet im Teig (230 g)	7
Fischfilet, paniert, gebraten (200 g)	7
Fischfilet, überbacken, mit Pilzen und Soße (300 g)	8,5
Fischfrikadelle (180 g)	6,5
Fischfrikassee mit Soße (300 g)	7
Fischgulasch mit Paprikaschoten (300 g)	5,5
Fischhackbraten (200 g)	5
Fischklößchen (200 g)	4,5
Fischstäbchen, 1 St. (30 g)	1
Flunder, gebraten (200 g)	6,5
Flunder, paniert, gebraten (200 g)	7,5
Forelle, paniert, gebraten (200 g)	8
Forellenfilets, gebraten (200 g)	6
Garnelen in Senfsoße (180 g)	5,5
Garnelencremesuppe, 1 Tasse (150 g)	7
Hechtfilet, paniert, gebraten (200 g)	7
Heilbutt, gebraten (200 g)	5,5
Heilbutt, gegrillt (200 g)	7,5
Heilbutt, gekocht (200 g)	4,5
Heilbutt, paniert, gebraten (200 g)	7,5

Glykämische Last (GL) kleiner 10 oder Kohlenhydratgehalt kleiner als 10 g/Portion

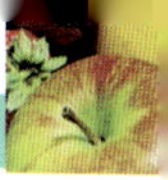

	Nutry
Heringsfilet in saurer Sahne (250 g)	7,5
Heringsfilet in Soße, Konserve, 1/2 Dose (90 g)	3,5
Heringsfilet, paniert, gebraten (250 g)	14,5
Heringsröllchen in Tomatensoße, 1 St. (80 g)	1,5
Hummer „amerikanische Art" (250 g)	6,5
Jakobsmuscheln „Pariser Art" (200 g)	3,5
Jakobsmuscheln „provenzalische Art" (200 g)	5,5
Kabeljau, gekocht (200 g)	3
Kabeljau, paniert, gebraten (200 g)	7
Kabeljaufilet, gebraten, mit pikanter Soße (250 g)	6,5
Kabeljaufilet, in der Folie gebacken (200 g)	3
Karpfen, gegrillt (200 g)	6
Karpfen paniert, gebraten (200 g)	8
Kochfisch (200 g)	3,5
Krabben, überbacken (200 g)	7,5
Krebse, gratiniert (200 g)	6,5
Lachs, gekocht (200 g)	6
Lachs, paniert, gebraten (200 g)	7
Lachsfilets, gebraten (200 g)	7,5
Makrele, gedünstet, pikante Art (150 g)	7
Makrele, paniert, gebraten (150 g)	8
Matjeshering nach Hausfrauenart (250 g)	11
Muscheln „Bordelaiser Art" (200 g)	5
Muscheln „Marseiller Art" (200 g)	4,5
Muscheln im Weißweinsud (200 g)	2,5
Muscheln nach Seemannsart (200 g)	3,5
Ragout fin vom Fisch (200 g)	6
Ragout vom Fisch (250 g)	5,5
Riesengarnelen, gebacken, mit Knoblauch (300 g)	10
Riesengarnelen, gegrillt (300 g)	9
Riesenscampi vom Grill (300 g)	9,5
Rollmops, 1 St. (80 g)	2,5
Rotbarsch, paniert, gebraten (200 g)	7,5
Rotbarschfilet in Soße (250 g)	6,5
Sardellen, gefüllt (110 g)	5

	Nutry
Sardinen „neapolitanische Art" (110 g)	3
Sardinen in Weißwein, gebacken (100 g)	4
Scampi „Stromboli" (200 g)	5
Scampi in pikanter Tomatensoße (200 g)	3,5
Schellfisch, gekocht (200 g)	3,5
Scholle in Weißweinsoße (250 g)	4
Schollenfilet, paniert, gebraten (200 g)	7,5
Seehecht, gekocht (200 g)	4
Seelachs mit Paprikasoße (250 g)	5,5
Seelachs-Risotto (350 g)	6
Seelachsschnitte, gedämpft, in Dillsoße (250 g)	3,5
Seezunge, gebraten (200 g)	6,5
Seezunge, gegrillt (200 g)	4,5
Thunfisch, paniert, gebraten (150 g)	9
Thunfisch vom Grill (150 g)	8
Tintenfische, ausgebacken (280 g)	6
Tintenfische, gebraten (280 g)	9
Zanderfilet, paniert, gebraten (200 g)	7

Glykämische Last (GL) kleiner 10 oder Kohlenhydratgehalt kleiner als 10 g/Portion

Fleisch

Falls nicht anders angegeben, entsprechen die Angaben 1 Stück/1 Portion frischem, mittelfettem Fleisch. Für mageres Fleisch ist 1 Nutry abzuziehen, für fettes Fleisch sind 1,5 Nutry zuzuschlagen.

	Nutry
Brät (100 g)	6,5
Eisbein (Haxe), frisch (150 g)	6
Gulasch, Ragout (150 g)	4
Hackfleisch vom Kalb (100 g)	3
Hackfleisch vom Rind (100 g)	4,5
Hackfleisch vom Schwein (100 g)	5,5
Hacksteak (100 g)	4,5
Hauskaninchen (150 g)	5
Innereien (Leber, Herz, Niere) (125 g)	3
Kalb	
- Filet (Lende) (150 g)	5
- Filet (Lende), mager (150 g)	3,5
- Fleisch (150 g)	4
- Kochfleisch (150 g)	4,5
- Kotelett (150 g)	5
- Roulade (150 g)	3,5
- Steak (150 g)	5
- Steak, mager (150 g)	3
Kutteln/Rindermagen (125 g)	2,5
Mett/Gehacktes (100 g)	5,5
Pferdefleisch (150 g)	3,5
Rind	
- Filet (Lende) (150 g)	3,5
- Fleisch (150 g)	5
- Fleisch, gepökelt, geräuchert (150 g)	4,5
- Gulasch (150 g)	5
- Kamm (150 g)	5,5
- Kochfleisch (150 g)	7,5
- Kotelett (150 g)	5,5
- Kotelett, mager (150 g)	4
- Roastbeef, mager (150 g)	4
- Roastbeef, mittelfett/fett (150 g)	5,5

	Nutry
Rind	
- Roulade, Schnitzel, Steak (150 g)	5
Rindertalg, 1 EL (12 g)	2,5
Saumagen (125 g)	4
Schaf	
- Filet (150 g)	3,5
- Fleisch, Gulasch, Kamm (150 g)	7,5
- Kochfleisch, frisch (150 g)	9
- Kotelett, Steak (150 g)	7
- Lende (Filet) (150 g)	5,5
- Roulade, Schnitzel (150 g)	6,5
Schwein	
- Bauch (150 g)	9
- Filet (150 g)	3
- Fleisch, gepökelt, geräuchert (150 g)	4,5
- Fleisch (150 g)	6
- Gulasch, Kamm (150 g)	5,5
- Gyros (100 g)	5
- Keule (Schinken), frisch oder geräuchert (150 g)	4,5
- Keule (Schinken), gepökelt, geräuchert (150 g)	4
- Keule (Schinken), gepökelt, ungeräuchert (150 g)	3,5
- Kochfleisch (150 g)	6,5
- Kotelett (150 g)	5,5
- Lende (150 g)	5,5
- Lende, mager (150 g)	3
- Roulade, Schnitzel (150 g)	4,5
- Steak (150 g)	5,5
Schweineschmalz, 1 EL (12 g)	2,5
Tatar/Schabefleisch (100 g)	2,5
Wild (Hase, Hirsch, Reh, Wildkaninchen) (150 g)	3,5
Ziegenfleisch (150 g)	5
Zunge (125 g)	6

Glykämische Last (GL) kleiner 10 oder Kohlenhydratgehalt kleiner als 10 g/Portion

Fleischgerichte

1 Portion/1 Stück, falls nicht anders angegeben

	Nutry
Beefsteak (200 g)	9,5
Bratwurst (150 g)	10
Cevapcici mit Reis (150 g)	7,5
Cordon bleu vom Kalb (150 g)	6
Cordon bleu vom Schwein (150 g)	7
Corned Beef, Konserve (150 g)	4
Eisbein, gekocht (250 g)	7,5
Filetsteak, gebraten (200 g)	6,5
Filetsteak mit Kräuterbutter (200 g)	12,5
Fleischkäse, gebraten (130 g)	10
Fleischpastete (200 g)	13,5
Frikadelle/Klops (100 g)	3
Grillsteak (250 g)	8
Hackbraten mit Soße (300 g)	11,5
Hacksteak (150 g)	6,5
Hammelbraten mit Soße (250 g)	7
Hammelragout (200 g)	6,5
Hasenbraten, mariniert (200 g)	4,5
Hirschbraten mit Soße (400 g)	7,5
Jägerschnitzel (200 g)	4,5
Kalbsbraten mit Soße (250 g)	8,5
Kalbsbrust, gedünstet (250 g)	6,5
Kalbsbrust, gefüllt, mit Soße (250 g)	8
Kalbsfilet, gebraten (150 g)	6,5
Kalbsfrikassee (250 g)	5
Kalbsgeschnetzeltes, Kalbsgulasch (250 g)	3,5
Kalbshaxe, geschmort, mit Soße (220 g)	6
Kalbskotelett, gegrillt, mit Kräuterbutter (150 g)	9
Kalbskotelett in Rahm (200 g)	6
Kalbskotelett, natur, gebraten (150 g)	6
Kalbskotelett, paniert, gebraten (150 g)	8,5
Kalbsmedaillons in Weißweinsoße (150 g)	5,5
Kalbsragout mit Champignons und Soße (250 g)	5
Kalbsroulade mit Soße (200 g)	6
Kalbsschnitzel mit Schinken und Soße (200 g)	7,5

	Nutry
Kalbssteak, natur, gebraten (150 g)	6
Kasseler im Teigmantel (300 g)	14,5
Kasseler Kotelett (200 g)	8
Kasseler Steak (150 g)	4,5
Königsberger Klopse (200 g)	8,5
Lammfilet (150 g)	4,5
Lammkotelett (150 g)	8,5
Lammragout (200 g)	7,5
Lammschmorbraten mit Soße (250 g)	10
Leberkäse, gebraten (130 g)	8,5
Leberkäse im Bierteig (160 g)	10
Leberknödel (100 g)	2,5
Leberpastete (150 g)	5
Pfeffersteak mit Soße (250 g)	8
Pökelrinderbrust mit Meerrettichsoße (260 g)	7
Ragout fin (180 g)	6
Rehbraten mit Soße (300 g)	13,5
Rehkeule, gebraten, mit frischen Feigen (300 g)	9
Rinderbraten mit Soße (350 g)	11,5
Rinderfilet, gebraten, mit Röstgemüse (200 g)	7,5
Rinderfilet, gedünstet, mit Soße (200 g)	4
Rindergulasch (400 g)	8,5
Rindergulasch mit Gemüse (400 g)	7
Rinderkotelett (200 g)	9
Rinderleber, gebraten (150 g)	5,5
Rinderragout (400 g)	9
Rinderroulade mit Soße (400 g)	10,5
Rinderschmorbraten mit Soße (350 g)	8
Rippchen, gekocht (250 g)	9
Roastbeef, gebraten (300 g)	11
Roastbeef, gedünstet, mit Soße (300 g)	7
Rumpsteak (250 g)	8
Sauerbraten mit Soße (350 g)	8
Saumagen, gefüllt (130 g)	4
Schaschlik (250 g)	10
Schmorfleisch „Siebenbürger Art", mit Soße (300 g)	3,5
Schnitzel, natur (125 g)	4,5

Glykämische Last (GL) kleiner 10 oder Kohlenhydratgehalt kleiner als 10 g/Portion

	Nutry
Schnitzel, paniert (150 g)	6,5
Schweinebauch, gekocht (Wellfleisch) (200 g)	17,5
Schweinebauch, paniert, gebraten (200 g)	14,5
Schweinebraten mit Soße (250 g)	5
Schweinefilet, gedünstet (150 g)	3,5
Schweinefilet, geschmort, mit Soße (250 g)	6
Schweinefleisch, gekocht, mit Sauerkraut (250 g)	6
Schweinegulasch (350 g)	8
Schweinekamm, gebraten, mit Soße (250 g)	7
Schweinekotelett, gedünstet, mit Soße (250 g)	5
Schweinekotelett, paniert, gebraten (200 g)	11,5
Schweinelende mit Soße (250 g)	5
Schweineragout (350 g)	6
Schweineroulade (300 g)	8
Schweinesteak (150 g)	4,5
Schweinshaxe, geschmort, mit Soße (300 g)	8
Steak, natur (125 g)	4,5
Studentenschnitzel (Fleischkäse mit Spiegelei) (140 g)	8,5
Szegediner Gulasch (350 g)	5
Tafelspitz mit Meerrettichsoße (400 g)	13,5
Tellersülze (250 g)	2,5
Wildragout mit Soße (250 g)	5
Wildschweinschmorbraten (300 g)	9,5
Zwiebelfleisch mit Soße (400 g)	10

ohne Markierung: GL nicht bestimmt oder Kohlenhydratanteil mehr als 10 g/Portion

Geflügel

1 Portion/1Stück (150 g)

	Nutry
Ente mit Haut	7,5
Entenbrust ohne Haut	3,5
Fasan	4,5
Gans, mager	5
Gans mit Haut	12
Hähnchenbrustfilet	3
Hähnchenfleisch mit Haut	5,5
Hähnchenschenkel	6
Poularde mit Haut	8
Putenbrust	3
Putenfleisch mit Haut	7,5
Rebhuhn	7
Suppenhuhn mit Haut	9
Taubenfleisch mit Haut	7,5
Wachtel mit Haut	5,5
Wildente	7

Geflügelgerichte

1 Portion/1 Stück, falls nicht anders angegeben

	Nutry
Brathähnchen, mit Haut, 1/2 St. (350 g)	12,5
Brathähnchen, ohne Haut, 1/2 St. (250 g)	5
Ente, gebraten, mit Soße (300 g)	11
Gänsebraten mit Soße (300 g)	22,5
Gänsekeule, überbacken, mit Soße (300 g)	12,5
Gänseleberpastete mit Trüffeln (200 g)	11,5
Geflügelfrikassee nach alter Art (350 g)	10,5
Geflügelpilaw mit Soße (300 g)	10
Hähnchenbrustfilet, gebraten (150 g)	3
Hähnchenschenkel in Currysoße (300 g)	8,5
Huhn „Marengo" mit Soße (250 g)	9
Huhn, gekocht, mit Rahmsoße (250 g)	8,5
Hühnerragout (350 g)	15
Paprikahuhn mit Soße (250 g)	9

Glykämische Last (GL) kleiner 10 oder Kohlenhydratgehalt kleiner als 10 g/Portion

	Nutry
Putenbraten mit Soße (300 g)	14
Putenbrust, gebraten, mit Soße (250 g)	3
Putenragout (350 g)	10,5
Putenschnitzel (150 g)	2

Gemüse und Hülsenfrüchte

	Nutry
Algen, getrocknet (20 g)	0
Artischocken (150 g)	0
Aubergine (250 g)	0
Bleichsellerie (150 g)	0
Blumenkohl (150 g)	0
Bohnen, dick (Saubohnen), frisch (60 g)	2
Bohnen, dick (Saubohnen), Konserve (60 g)	0,5
Bohnen, grün, frisch oder Konserve (60 g)	0
Bohnen, weiß, frisch (60 g)	2,5
Bohnen, weiß, Konserve (60 g)	0,5
Brennnessel (100 g)	0
Broccoli (150 g)	0
Chicoree (50 g)	0
Chinakohl (150 g)	0
Eisbergsalat (100 g)	0
Endivien/Escariol (100 g)	0
Erbsen, frisch (60 g)	2,5
Erbsen, Konserve (60 g)	0,5
Feldsalat/Rapunzel (100 g)	0
Fenchel (150 g)	0
Grünkohl (150 g)	0
Gurken (Salatgurke, Gewürzgurke) (150 g)	0
Kichererbsen, frisch oder Konserve (150 g)	3
Kidney-Bohnen, frisch (60 g)	2,5
Kidney-Bohnen, Konserve (150 g)	1,5
Knoblauch (2 g)	0
Knollensellerie (150 g)	0
Kohlgemüse (150 g)	0
Kohlrabi (150 g)	0
Kohlrübe (150 g)	0
Kopfsalat (100 g)	0
Kräuter (1 g)	0
Kürbis (150 g)	0
Linsen, reif, frisch (60 g)	3
Linsen, reif, Konserve (60 g)	0,5
Löwenzahn (100 g)	0

Glykämische Last (GL) kleiner 10 oder Kohlenhydratgehalt kleiner als 10 g/Portion

	Nutry
Mais, Konserve (60 g)	0,5
Maiskolben, 1 St. (100 g)	1
Mangold (150 g)	0
Maniok/Cassava (200 g)	4,5
Meerrettich, Konserve, 1 EL (20 g)	0
Mixed Pickles (60 g)	0
Mohrrübe (150 g)	0
Mungobohnen (60 g)	2,5
Okraschote (60 g)	0
Oliven, grün, 4 St. (20 g)	0,5
Oliven, schwarz, 4 St. (20 g)	1,5
Palmenherz (60 g)	0
Paprika (150 g)	0
Pastinake (150 g)	0
Peperoni (60 g)	0
Perlzwiebel (20 g)	0
Pfefferschoten	0
Pilze, frisch oder Konserve (200 g)	0,5
Pilze, getrocknet (25 g)	1
Porree/Lauch (150 g)	0
Radicchio (100 g)	0
Radieschen (100 g)	0
Rettich (150 g)	0
Romanosalat (100 g)	0
Rosenkohl (150 g)	0
Rotkohl/Blaukraut (150 g)	0
Rüben (150 g)	0
Sago (10 g)	0,5
Sauerampfer (100 g)	0
Sauerkraut (150 g)	0
Schwarzwurzel (150 g)	0
Sellerie (100 g)	0
Sojabohnen, Konserve (150 g)	3
Spargel (150 g)	0
Spinat (150 g)	0
Sprossen aller Hülsenfrüchte, frisch (100 g)	0

	Nutry
Stielmus (150 g)	0
Suppengrün (150 g)	0
Tomaten, frisch oder getrocknet (100 g)	0
Tomatenkonzentrat (100 g)	0
Topinambur/Erdartischocke (200 g)	1
Trüffel, frisch oder Konserve (60 g)	0,5
Weißkohl (150 g)	0
Yamswurzel, frisch (150 g)	2,5
Zucchini (150 g)	0
Zuckererbsen, frisch oder Konserve (150 g)	1
Zuckermais, frisch oder Konserve (150 g)	2
Zwiebeln (30 g)	0

Gemüsebeilagen und Gemüsegerichte

Je 1 Portion

	Nutry
Artischockenböden, gefüllt (200 g)	9
Artischockenviertel, gedünstet (200 g)	1,5
Auberginen, gefüllt, überbacken (300 g)	8,5
Auberginenscheiben, frittiert oder gebraten (250 g)	3,5
Blumenkohl, gedünstet, mit Béchamelsoße (250 g)	3
Blumenkohl mit Käsesoße (250 g)	2,5
Blumenkohlgratin (250 g)	3,5
Broccoli mit Bechamelsoße (250 g)	3
Broccoli mit gerösteten Mandelblättchen (250 g)	2,5
Broccoligratin (300 g)	3
Broccoli-Reis-Auflauf (300 g)	5,5
Champignonpastete (200 g)	11,5
Champignons, gedünstet (250 g)	2,5
Champignons, gedünstet, in Rahmsoße (250 g)	6
Champignons, gefüllt (250 g)	6
Chicoree, gedünstet (150 g)	1
Chicoree, gedünstet, mit Speck (150 g)	2,5
Chicoree, gedünstet, in Sahnesoße (150 g)	3
Chicoree in Käsesoße (150 g)	2
Dicke Bohnen, gedünstet, in heller Soße (250 g)	3,5

Glykämische Last (GL) kleiner 10 oder Kohlenhydratgehalt kleiner als 10 g/Portion

	Nutry
Erbspüree von frischen Erbsen (250 g)	6,5
Erbspüree von Trockenerbsen (250 g)	3,5
Fenchel, gedünstet, in Weißweinsoße (250 g)	2
Fenchelgemüse, gedünstet (200 g)	2,5
Fenchelknollen, gebacken (200 g)	2,5
Fleisch-Gemüse-Pie (200 g)	9
Gemüse, überbacken, mit Käsesoße (350 g)	5,5
Gemüsebratling (200 g)	5
Gemüseburger (200 g)	4
Grüne Bohnen, gedünstet, in Butter geschwenkt (250 g)	3,5
Grüne Bohnen, gedünstet, in heller Soße (250 g)	2
Grüne Bohnen in Tomatensoße (250 g)	2
Grüne Erbsen, gedünstet, in heller Soße (250 g)	3,5
Grünkern-Gemüse-Bratling (200 g)	5
Grünkohl mit westfälischer Mettwurst (350 g)	7
Gurken, gefüllt, mit Soße (250 g)	4
Hülsenfrüchtebratling (200 g)	5,5
Kohlrabi, gedünstet (250 g)	2
Kohlrabi, gedünstet, in heller Soße (250 g)	1,5
Kohlrabi, gefüllt (300 g)	6
Kohlroulade mit Fleischfüllung (300 g)	4,5
Kohlroulade mit Tomaten-Reis-Füllung (300 g)	2,5
Kürbis, gedünstet, in Tomatensoße (250 g)	2,5
Lauch/Porree, gedünstet, in heller Soße (250 g)	2,5
Leipziger Allerlei (250 g)	1,5
Linsengemüse (250 g)	4
Mangold, gedünstet, in heller Soße (100 g)	1,5
Mischgemüse, gedünstet (250 g)	2
Mischgemüse, gedünstet, in Butter geschwenkt (250 g)	3
Mischgemüse, gedünstet, in Rahmsoße (250 g)	3
Möhren, gedünstet, in Butter geschwenkt (250 g)	3
Möhren, gedünstet, in heller Soße (250 g)	2,5
Möhren und Erbsen, gedünstet, in heller Soße (250 g)	2,5
Möhren und Erbsen, gedünstet, in Sahnesoße (250 g)	5,5
Möhrenpüree (250 g)	3
Moussaka (Auflauf mit Auberginen und Hackfleisch) (300 g)	9
Paprikaschoten, gefüllt mit Hackfleisch (300 g)	4

☐ ohne Markierung: GL nicht bestimmt oder Kohlenhydratanteil mehr als 10 g/Portion

	Nutry
Paprika-Tomaten-Gemüse (250 g)	1
Pilze, gedünstet (200 g)	2
Pilze, gedünstet, mit Speck (200 g)	2,5
Pilze, gedünstet, in Sahnesoße (200 g)	4
Pilzbratling (200 g)	4,5
Pilzragout (250 g)	3,5
Pilzragout, überbacken (250 g)	9
Rahmspinatgemüse (200 g)	3
Ratatouille (200 g)	2
Rosenkohl, gedünstet, in Rahmsoße (250 g)	4,5
Rosenkohl, gedünstet, mit Speck und Zwiebeln (250 g)	3
Rosenkohl, mit Käse überbacken (250 g)	5
Rotkohl, gedünstet, mit Äpfeln (200 g)	2
Sauerkraut (200 g)	2
Schmorgurken (250 g)	2
Schmorgurken, gefüllt (250 g)	3
Sellerie, gedünstet, in heller Soße (250 g)	2
Sellerie, gedünstet, in Rahmsoße (250 g)	2,5
Selleriepüree (250 g)	3
Spargel, gedünstet (250 g)	1
Spargel, gedünstet, mit Sauce Hollandaise (250 g)	7,5
Spargelauflauf (300 g)	10,5
Spinat, gedünstet, in heller Soße (200 g)	1
Spinat-Souflee (200 g)	7
Tomaten, gedünstet, in Sahnesoße (250 g)	2,5
Tomaten, gefüllt mit Hackfleisch (250 g)	6,5
Tomaten, gefüllt mit Käse-Kräuter-Mischung (250 g)	4
Tomaten, gefüllt mit Oliven und Schafskäse, überbacken (250 g)	6,5
Weinkraut/Jägerkohl (250 g)	2
Weiße Bohnen in Tomatensoße (250 g)	2,5
Weißkohl mit Hackfleisch (300 g)	6
Zucchini, gedünstet (200 g)	1,5
Zucchinischeiben, paniert und gebraten (200 g)	5
Zuckererbsen, gedünstet, in Butter geschwenkt (250 g)	4,5
Zwiebeln, gedünstet, mit Speck (50 g)	0,5
Zwiebeln, geröstet (50 g)	1

Glykämische Last (GL) kleiner 10 oder Kohlenhydratgehalt kleiner als 10 g/Portion

Getränke, alkoholfrei

1 Glas (200 ml), falls nicht anders angegeben

	Nutry
Apfelnektar	2,5
Apfelsaft	1,5
Apfelsaftschorle (1/3 Saft, 2/3 Wasser)	0,5
Bier, alkoholfrei	
- 1 Glas (200 ml)	1
- 1 kl. Flasche (330 ml)	1,5
- 1 Flasche (500 ml)	2,5
Bitter Lemon	1
Brausen	1,5
Brottrunk	1
Cappuccino mit Milch, 1 Tasse (150 ml)	1
Cappuccino mit Sahne, 1 Tasse (150 ml)	1,5
Cola Mix	2
Colagetränke	2,5
Colagetränke, kalorienarm (Light-Getränke)	0
Diätlimonaden (Light-Getränke)	0
Eistee	1
Energy-Drinks	1,5
Fruchtnektar mit Süßstoff	1
Fruchtnektar mit Zucker (außer Traubennektar)	2,5
Fruchtsaft (außer Traubensaft)	1,5
Gemüsesaft	0
Ginger Ale	1
Grapefruitnektar	2,5
Grapefruitsaft	1,5
Kaffee	0
- mit Milch, 1 Tasse (150 ml)	0
- mit Milch, 3 Tassen (450 ml)	0,5
- mit Milch und Zucker, 1 Tasse (150 ml)	0,5
- mit Zucker, 1 Tasse (150 ml)	0,5
Kakao/Schokolade	5
Kakao-Getränkepulver, 2 TL geh. (8 g)	0,5
Limonaden	1,5
Malzbier	2
Malzkaffee	0

	Nutry
Malztrunk (Malzbier mit Zucker)	2,5
Milchkaffee, 1 Tasse (300 ml)	2
Möhrensaft	0
Orangennektar	2,5
Orangensaft	1,5
Ovomaltine Instantpulver, 2 TL geh. (8 g)	0,5
Tea & Fruit	1
Tee, alle Sorten	0
- mit Milch und Zucker, 1 Tasse (150 ml)	0,5
- mit Zucker, 1 Tasse (150 ml)	0,5
Tomatensaft	0
Tonic Water	1
Traubennektar	3
Traubensaft	2
Wasser, alle Sorten	0
Zichorienkaffee	0

Getränke, alkoholisch

1 Glas (200 ml), falls nicht anders angegeben

	Nutry
Altbier	1,5
Altbierbowle	3
Amaretto, 1 Schnapsglas (20 ml)	1,5
Ananas-Bowle	4
Apfelwein	2,5
Berliner Weiße mit Schuss	2
Bier, alle Sorten außer Export- und Bockbier	
- 1 Glas (200 ml)	1,5
- 1 kl. Flasche (330 ml)	3
- 1 Flasche (500 ml)	4
Bier, alkoholarm (max. 1,5 % Alkohol)	
- 1 Glas (200 ml)	2
- 1 kl. Flasche (330 ml)	3,5
- 1 Flasche (500 ml)	5,5
Bier mit Limonade (Alsterwasser/Radler)	
- 1 Glas (200 ml)	1,5

Glykämische Last (GL) kleiner 10 oder Kohlenhydratgehalt kleiner als 10 g/Portion

	Nutry
Bier mit Limonade (Alsterwasser/Radler)	
- 1 kl. Flasche (330 ml)	2,5
- 1 Flasche (500 ml)	3,5
Bockbier/Starkbier	2,5
Bowle/Punsch	4
Brandy, 1 Schnapsglas (20 ml)	1
Calvados, 1 Schnapsglas (20 ml)	1,5
Champagner, 1 Sektglas (100 ml)	1,5
Cocktails	5,5
Cognac, 1 Schnapsglas (20 ml)	1
Curacao, 1 Schnapsglas (20 ml)	1,5
Diabetiker-Bier, Pils	1,5
Doppelbock	2,5
Eierlikör, 1 Schnapsglas (20 ml)	1
Eisbock	3,5
Eiswein Beerenauslese (lieblich)	4
Erdbeer-Bowle	3
Exportbier	2
Gin, 1 Schnapsglas (20 ml)	1
Gin Tonic	3,5
Glühwein	4
Grand Marnier, 1 Schnapsglas (20 ml)	1,5
Kalte Ente	4
Kölsch	2
Liköre, 1 Schnapsglas (20 ml)	1
Likörweine, trocken, 1 kl. Glas (50 ml)	1,5
Madeirawein, 1 kl. Glas (50 ml)	1,5
Most/Federweißer	1,5
Obstwein	2,5
Portwein, 1 kl. Glas (50 ml)	1,5
Rotwein, leicht oder mittelschwer	2,5
Rotwein, schwer	3
Rotwein-Punsch	6
Rum, 1 Schnapsglas (20 ml)	1
Sangria	4
Schillerwein/Rotling	3
Schnaps, alle Sorten, 1 Schnapsglas (20 ml)	1

	Nutry
Sekt/Schwaumwein/Perlwein, 1 Sektglas (100 ml)	1,5
Sherry, 1 kl. Glas (50 ml)	1,5
Spirituosenhaltige Getränke	3,5
Stout/Porter	2
Süßwein, 1 kl. Glas (50 ml)	1,5
Tokayer, 1 kl. Glas (50 ml)	1,5
Weinbrand, 1 Schnapsglas (20 ml)	1
Weinschorle	1,5
Weißherbst (Qualitätswein rosé)	3,5
Weißwein, lieblich	4
Weißwein, trocken oder halbtrocken	3
Weizenbier (Weißbier)	1,5
Weizenbier (Weißbier), 1 gr. Glas (500 ml)	4,5
Wermutwein, 1 kl. Glas (50 ml)	1,5
Whisky, 1 Schnapsglas (20 ml)	1
Wodka, 1 Schnapsglas (20 ml)	1

Glykämische Last (GL) kleiner 10 oder Kohlenhydratgehalt kleiner als 10 g/Portion

Getreide und Getreideprodukte, Frühstückszerealien

	Nutry
Bulgur, 2 EL (30 g)	1,5
Cornflakes, 5 EL (20 g)	1,5
Frischkornbrei, 1 Tasse (125 g)	1
Früchte-Müsli, 3 EL (45 g)	2,5
Getreideflocken, 1 EL (10 g)	0,5
Getreideflocken mit Milch und frischen Früchten, 1 Portion (150 g)	3
Getreidekeime, alle Arten, 2 EL (10 g)	0,5
Getreidekörner, alle Arten	
- gegart, 2 EL (45 g)	0,5
- trocken, 2 EL (30 g)	1,5
Graupen, 1 EL (10 g)	0,5
Grieß, trocken, 1 EL (10 g)	0,5
Grünkern, 2 EL (30 g)	1,5
Grütze aller Getreidearten	
- gegart (80 g)	1
- trocken (40 g)	2,5
Haferflocken, trocken, 1 EL (10 g)	0,5
Haferflockenbrei, 1 Becher (150 g)	5
Hirse, 1 EL (15 g)	1
Hirse, gegart (30 g)	0,5
Mais, trocken, 2 EL (30 g)	1,5
Maismehl/Maisstärke, 1 EL (10 g)	0,5
Mehl, alle Sorten, Typ < 650,	
- 1 EL (10 g)	0,5
- 10 EL (100 g)	5,5
Müsli, trocken, 2 EL (30 g)	1,5
Müsli-Riegel, 1 St. (25 g)	2
Paniermehl/Semmelbrösel, 1 EL geh. (10 g)	0,5
Puffmais/Popcorn	
- 1 kl. Tüte (50 g)	3
- 3 Hände voll (10 g)	0,5
Schoko-Müsli, 3 EL (45 g)	3
Schrot aller Getreidearten, 1 EL (10 g)	0,5
Stärkemehl/Speisestärke, 1 EL (10 g)	0,5

	Nutry
Vollkornmehl	
- 1 EL (10 g)	0,5
- 10 EL (100 g)	5
Weizenkeime, 2 EL (10 g)	0,5
Weizenkleie	
- 1 EL (4 g)	0
- 5 EL (20 g)	0,5

Getreide- und Mehlspeisen

Je 1 Portion/1 Stück, falls nicht anders angegeben

	Nutry
Blätterteigtaschen „griechisch" (250 g)	8,5
Böhmische Knödel (100 g)	2,5
Butternockerln (150 g)	5
Cous-Cous (100 g)	4
Fränkische Klöße (Mehlklöße) (100 g)	3,5
Frühlingsrolle (150 g)	6,5
Germknödel (200 g)	9,5
Getreidebratling/Getreidemedallion (200 g)	4
Grießauflauf (250 g)	5,5
Grießbrei, 1 Becher (150 g)	3
Grießklöße (100 g)	3
Grießnockerln (150 g)	1,5
Grünkern-Gemüse-Bratling (200 g)	5
Haferflockenbrei, 1 Becher (150 g)	5
Hefeklöße im Backofen (100 g)	5
Käsenockerln (150 g)	7,5
Kirschknödel (100 g)	3,5
Mehlklöße (100 g)	2,5
Mehlnockerln (150 g)	5
Pfannkuchen (250 g)	11
Pfannkuchenrolle, gefüllt mit Mischgemüse (250 g)	6
Polenta (gebackener Maisbrei) (100 g)	4
Semmelknödel (100 g)	3,5
Serviettenkloß (100 g)	4
Speckpfannkuchen (250 g)	11,5

Glykämische Last (GL) kleiner 10 oder Kohlenhydratgehalt kleiner als 10 g/Portion

	Nutry
Specktorte „lothringisch" (250 g)	16
Spinatnockerln (150 g)	3,5
Tiroler Knödel (100 g)	3,5
Zwetschgenknödel (100 g)	2,5
Zwetschgenknödel mit Zucker und Zimt (100 g)	3,5
Zwiebelkuchen (250 g)	10,5

Kartoffeln und Kartoffelprodukte

	Nutry
Bratkartoffeln, 1 Portion (250 g)	5,5
Brühkartoffeln, 1 Portion (250 g)	2
Gnocci, 1 Portion (125 g)	4,5
Kartoffel, 1 St., groß (100 g)	1
Kartoffelbratlinge (250 g)	4,5
Kartoffelbrei, 1 Portion (150 g)	2
Kartoffelkroketten , 3 St. (100 g)	3
Kartoffelpolenta (200 g)	4
Kartoffelpulver, 2 EL (20 g)	1,5
Kartoffelstärke/Kartoffelmehl, 2 EL (20 g)	1,5
Klöße/Knödel, 1 St. (100 g)	1,5
Pommes frites, 1 Portion (150 g)	6,5
Reibekuchen/Kartoffelpuffer, 1 St. (100 g)	3
Salzkartoffeln, 1 Portion (250 g)	2,5
Schupfnudeln, 1 Portion (200 g)	4
Schweizer Rösti, 1 Portion (250 g)	6
Süßkartoffel (Batate), 2 St. (100 g)	4

Kartoffelgerichte

Je 1 Portion

	Nutry
Bäckerinkartoffeln (250 g)	3
Bauernfrühstück (350 g)	6
Béchamelkartoffeln (250 g)	3,5
Bratkartoffeln mit Speck und Zwiebeln (350 g)	6,5
Folienkartoffel mit Kräuterquark (250 g)	4
Himmel und Erde (Äpfel und Kartoffeln) (350 g)	4
Himmel und Erde mit Blutwurst (350 g)	12
Kartoffelauflauf (350 g)	5,5
Kartoffel-Gemüse-Kuchen (200 g)	4
Kartoffelgratin (350 g)	7
Kartoffelgulasch (250 g)	2,5
Kartoffel-Käse-Gratin mit Tomaten (350 g)	10
Kartoffel-Kohlrabi-Gratin (350 g)	6,5
Kartoffelküchlein mit Käse (200 g)	4

 Glykämische Last (GL) kleiner 10 oder Kohlenhydratgehalt kleiner als 10 g/Portion

	Nutry
Kartoffel-Lauch-Auflauf (350 g)	6
Kartoffeln in heller Soße (250 g)	3,5
Kartoffelomelette (550 g)	9
Kartoffel-Spinat-Auflauf (350 g)	6
Kräuter-Sahne-Kartoffeln (250 g)	8
Labskaus (350 g)	7,5
Petersilienkartoffeln (250 g)	2,5
Schinkenkartoffeln (250 g)	4,5
Speckkartoffeln (250 g)	3,5

Käse

1 Scheibe bzw. 1 kleine Ecke (je 30 g), falls nicht anders angegeben

	Nutry
Appenzeller, 50 % Fett i. Tr.	2,5
Bavaria Blu	
- < 60 % Fett i. Tr.	2,5
- 65–85 % Fett i. Tr.	3
Bergkäse	
- 45 % Fett i. Tr.	2,5
- 50 % Fett i. Tr.	3
Blauschimmel, 50 % Fett i. Tr.	2,5
Brie	
- 40 % Fett i. Tr.	1,5
- 45 % Fett i. Tr.	2
- 50–60 % Fett i. Tr.	2,5
- 70 % Fett i.Tr.	3
Butterkäse	
- 30 % Fett i. Tr.	1,5
- 45–50 % Fett i. Tr.	2
- > 60 % Fett i. Tr.	2,5
Camembert	
- 20 % Fett i. Tr.	1
- 30 % Fett i. Tr.	1,5
- 40–50 % Fett i. Tr.	2
- 60 % Fett i. Tr.	2,5
- 70 % Fett i. Tr.	3
Cheddar, 50 % Fett i. Tr.	3
Chester	
- 20 % Fett i. Tr.	1,5
- 30 % Fett i. Tr.	2
- 45–50 % Fett i. Tr.	2,5
Dambo, 45 % Fett i. Tr.	2
Edamer	
- 30 % Fett i. Tr.	1,5
- 40 % Fett i. Tr.	2
- 45–50 % Fett i. Tr.	2,5

Glykämische Last (GL) kleiner 10 oder Kohlenhydratgehalt kleiner als 10 g/Portion

	Nutry
Edelpilzkäse	
- 45 % Fett i. Tr.	2
- 50 % Fett i. Tr.	2,5
- > 60 % Fett i. Tr.	3
Emmentaler, 45 % Fett i. Tr.	2,5
Esrom, 45 % Fett i. Tr.	2
Feta	1,5
Frischkäse pur/mit Kräutern	
- bis 10 % Fett i. Tr.	0,5
- 30 % Fett i. Tr.	1
- 50 % Fett i. Tr.	1,5
- 70 % Fett i.Tr	2
Gorgonzola	2,5
Gouda	
- 30 % Fett i. Tr.	1,5
- 40 % Fett i. Tr.	2
- 45-50 % Fett i. Tr.	2,5
- > 60 % Fett i. Tr.	3
Greyerzer, 50 % Fett i. Tr.	3
Havarti, 45 % Fett i. Tr.	2
Hüttenkäse, 1 EL, bis 20 % Fett i. Tr	0,5
Jarlsberg, 45 % Fett i. Tr.	2,5
Jerome, 45 % Fett i. Tr.	2
Kochkäse, 2 EL	
- bis 10 % Fett i. Tr	0,5
- 20-30 % Fett i. Tr	1
- 40-50 % Fett i. Tr	1,5
Leidener Käse, 20 % Fett i. Tr.	2
Limburger	
- 20 % Fett i. Tr.	1
- 30 % Fett i. Tr.	1,5
- 40-50 % Fett i. Tr.	2
- > 60 % Fett i. Tr.	2,5

	Nutry
Molkenkäse	
- bis 10 % Fett i. Tr	2
- 20 % Fett i. Tr.	2,5
- 30 % Fett i. Tr.	3
Mozzarella	1,5
Münster	
- 30 % Fett i. Tr.	1,5
- 45–50 % Fett i. Tr.	2
Parmesan	
- 30 % Fett i. Tr.	2,5
- 40–45 % Fett i. Tr.	3
Provolone, 45–50 % Fett i. Tr.	2,5
Raquelette, 50 % Fett i. Tr.	2,5
Ricotta, 45 % Fett i. Tr.	1
Romadur	
- 20 % Fett i. Tr.	1
- 30 % Fett i. Tr.	1,5
- 40–50 % Fett i. Tr.	2
- > 60 % Fett i. Tr.	2,5
Roquefort	2,5
Sauermilchkäse (z. B. Harzer, Mainzer),	
< 10 % Fett i. Tr., 1/2 Rolle (50 g)	1,5
Schafskäse	1,5
Scheiblette	2
Schichtkäse	
- bis 30 % Fett i. Tr.	0,5
- 40–45 % Fett i. Tr.	1
- 50 % Fett i. Tr.	1,5
- > 60 % Fett i. Tr.	2
Schmelzkäse, schnittfest oder streichfähig,	
1 Scheibe/1 kl. Ecke/2 EL	2
- mit Nüssen	2,5
- 10 % Fett i. Tr.	1
- 20 % Fett i. Tr.	1,5
- 45 % Fett i. Tr.	2
- > 60 % Fett i. Tr.	2,5

Glykämische Last (GL) kleiner 10 oder Kohlenhydratgehalt kleiner als 10 g/Portion

	Nutry
Schnittkäse	
- 30 % Fett i. Tr.	1,5
- 40 % Fett i. Tr.	2
- 45–50 % Fett i. Tr.	2,5
Tilsiter	
- < 10 % Fett i. Tr	1
- 20 % Fett i. Tr.	1,5
- 30 % Fett i. Tr.	2
- 40 % Fett i. Tr.	2
- 45–50 % Fett i. Tr.	2,5
- > 60 % Fett i. Tr.	3
Weichkäse	
- 20 % Fett i. Tr.	1
- 30 % Fett i. Tr.	1,5
- 40–50 % Fett i. Tr.	2
- 60 % Fett i. Tr.	2,5
- 70 % Fett i.Tr.	3

Käsespeisen

1 Portion

	Nutry
Käsefondue (270 g)	15,5
Käsescheiben, paniert und gebraten (110 g)	8
Käse im Blätterteig (150 g)	11,5
Camembert, gebacken (140 g)	8,5
Käsesoufflee (140 g)	9,5
Käseauflauf (230 g)	10
Käse-Weißbrot-Auflauf (220 g)	7,5

Knabbereien

	Nutry
Bananenchips (20 g)	1
Erdnüsse, geröstet, 1 EL (10 g)	1
Erdnussflips, 16 St., 1 Hand voll (8 g)	1
Kartoffelchips, 12 St., 1 Hand voll (12 g)	1,5
Salzbrezeln, 7 St. (15 g)	1
Salzstangen, 15 St. (15 g)	1
Kräcker, 1 St. (5–10 g)	0,5
Reiswaffel (Puffreis), 1 St. (8 g)	0,5
Studentenfutter, 1 EL (10 g)	1
Tortillachips, 10 St. (15 g)	1,5
Brotchips, 1 St. (5 g)	0,5
Knusperstangen, 1 St. (7 g)	0,5
Puffmais (Popcorn), 1 kl. Tüte (50 g)	3
Puffmais (Popcorn), 3 Hände voll (10 g)	0,5

Glykämische Last (GL) kleiner 10 oder Kohlenhydratgehalt kleiner als 10 g/Portion

Kuchen, Gebäck, Torten

Je 1 Stück, falls nicht anders angegeben

	Nutry
Amerikaner aus Rührmasse (85 g)	5
Apfelkuchen	
- aus Hefeteig (150 g)	3,5
- aus Rührmasse (150 g)	6,5
- gedeckt, aus Mürbeteig (150 g)	6,5
Apfelstrudel (150 g)	4
Aprikosen-Krapfen (50 g)	1
Baisertorte (120 g)	8
Baumkuchen (70 g)	6,5
Berliner (Pfannkuchen) (60 g)	4
Bienenstich aus Hefeteig (100 g)	6
Biskuitrolle mit Sahnefüllung (100 g)	5,5
Biskuit-Sahne-Torte (120 g)	9
Biskuitschnitte (100 g)	8,5
Buchteln aus Hefeteig (90 g)	6,5
Buttercremetorte aus Biskuitmasse (120 g)	8,5
Butterhörnchen aus Hefeteig (50 g)	3
Butterkuchen aus Hefeteig (100 g)	7,5
Cremeschnitte aus Rührmasse (50 g)	4
Croissant (70 g)	7,5
Diabetikergebäck (20 g)	1,5
Donauwelle (70 g)	4,5
Donut (60 g)	5
Doppelkeks (25 g)	2,5
Dresdner Stollen aus Hefeteig (70 g)	6
Eberswalder Spritzkuchen (100 g)	5
Erdbeer-Sahne-Torte (120 g)	5
Frankfurter Kranz (70 g)	5,5
Früchtebrot aus Rührmasse (70 g)	4,5
Gewürzkuchen (70 g)	5
Hefezopf (100 g)	5,5
Heidesand aus Rührmasse (70 g)	7
Honigkuchen (70 g)	4
Hörnchen aus Hefeteig (70 g)	4
Husarenkrapfen aus Mürbeteig (50 g)	5,5

	Nutry
Käsekuchen (100 g)	6
Käsesahnetorte (120 g)	5
Kekse aller Art (5 g)	0,5
Kirschstrudel (150 g)	6
Kirschtorte aus Mürbeteig (120 g)	7,5
Lebkuchen (40 g)	3
Linzertorte (120 g)	10
Löffelbiskuits, 3 St. (12 g)	1
Makronen (10 g)	1
Mandeltorte (Mazarin-Torte) aus Mürbeteig (120 g)	11,5
Marmorkuchen	6,5
Marzipan-Plundergebäck (70 g)	5,5
Marzipanstollen aus Hefeteig (70 g)	5,5
Muffin (60 g)	3
Napfkuchen (Gugelhupf) (70 g)	5
Nussecke (70 g)	8
Nusskuchen (70 g)	6,5
Obstkuchen	
- aus Hefeteig (150 g)	5
- aus Mürbeteig (150 g)	6,5
- aus Quark-Öl-Teig (150 g)	9
- aus Rührmasse (150 g)	6,5
Obstpie aus Mürbeteig (150 g)	13
Obst-Tortelett (100 g)	4
Pfeffernüsse (5 g)	0,5
Plätzchen aller Art (5 g)	0,5
Plundergebäck/Plunderteilchen (70 g)	5
Printen (20 g)	2
Prinzregententorte (120 g)	10
Quarkstollen aus Rührmasse (70 g)	5
Quarkstrudel (150 g)	7
Quark-Tasche (80 g)	4,5
Rahmkuchen (70 g)	4,5
Rehrücken (70 g)	6
Rhabarber-Baiser-Torte aus Rührmasse (120 g)	4,5
Rheinische Mutzen, ausgebacken (50 g)	2,5
Rosinenkuchen aus Rührmasse (70 g)	4

Glykämische Last (GL) kleiner 10 oder Kohlenhydratgehalt kleiner als 10 g/Portion

	Nutry
Russisch-Brot, 5 St. (10 g)	1
Sachertorte (120 g)	8,5
Sahnetorte (120 g)	9
Sandkuchen (70 g)	6,5
Schokoladenkuchen aus Rührmasse (70 g)	5
Schwarzwälder Kirschtorte (120 g)	6,5
Schweinsohren aus Blätterteig (70 g)	7,5
Streuselkuchen aus Hefeteig (100 g)	7,5
Stückchen/Teilchen (100 g)	6
Tortenboden aus Mürbeteig (120 g)	13
Waffel (50 g)	6
Windbeutel mit Sahne und Kirschen gefüllt (100 g)	7
Zedernbrot (50 g)	4
Zuckerkuchen aus Hefeteig (100 g)	7,5
Zwetschgenkuchen	
- aus Hefeteig (100 g)	3
- aus Mürbeteig (100 g)	4

Milch und Milchprodukte

	Nutry
Buttermilch	
- mit Früchten, 1 Glas (200 ml)	2,5
- mit Kakao, 1 Glas (200 ml)	4
- pur, 1 Glas (200 ml)	1,5
Buttermilchpulver, 1 EL (10 g)	1
Crème Faîche/Schmand, 1 EL (15 g)	
- 20 % Fett	0,5
- 30 % Fett	1
- 40 % Fett	1,5
Dickmilch (Sauermilch) pur, 1 Glas (200 ml)	
- entrahmt, 0,3 % Fett	1,5
- teilentrahmt, 1,5 % Fett	2
- vollfett, 3,5–3,8 % Fett	2
- 10 % Fett	5,5
Dickmilch (Sauermilch) mit Früchten, 1 Glas (200 ml)	
- entrahmt, 0,3 % Fett	2,5
- teilentrahmt, 1,5 % Fett	3
- vollfett, 3,5–3,8 % Fett	3,5
- 10 % Fett	6
Dickmilch mit Müsli, 1 Glas (200 ml)	4,5
Fruchtjoghurt, 1 Becher (150 g)	
- entrahmt, 0,3 % Fett	2
- teilentrahmt, 1,5 % Fett	2
- vollfett, 3,5–3,8 % Fett	2,5
- Sahnejoghurt/Rahmjoghurt, 10 % Fett	4,5
- mit Süßstoff, 1 Becher (150 g)	2
Joghurt pur, 1 Becher (150 g)	
- entrahmt, 0,3 % Fett	1
- teilentrahmt, 1,5 % Fett	1,5
- vollfett, 3,5–3,8 % Fett	2
- Sahnejoghurt/Rahmjoghurt, 10 % Fett	4
Kaffeesahne, 10 % Fett, 2 TL/1 kl. Dose (10 g)	0,5
Kaffeeweißer, 1 TL (5 g)	0,5
Kakao, 1 Glas (200 ml)	
- aus entrahmter Milch, 0,3 % Fett	4
- aus fettarmer Milch, 1,5 % Fett	4,5

Glykämische Last (GL) kleiner 10 oder Kohlenhydratgehalt kleiner als 10 g/Portion

	Nutry
Kakao, 1 Glas (200 ml)	
- aus vollfetter Milch, 3,5–3,8 % Fett	5
Kefir, pur, 1 Glas (200 ml)	
- entrahmt, 0,3 % Fett	1,5
- teilentrahmt, 1,5 % Fett	2
- vollfett, 3,5–3,8 % Fett	3
- 10 % Fett	5,5
Kefir mit Früchten, 1 Glas (200 ml)	
- entrahmt, 0,3 % Fett	2,5
- teilentrahmt, 1,5 % Fett	3
- vollfett, 3,5–3,8 % Fett	3,5
- 10 % Fett	6
Kefir mit Müsli, 1 Glas (200 ml)	4
Kondensmilch, 3 TL (15 g)	
- 4–10 % Fett	0,5
- bis 15 % Fett	1
- gezuckert, alle Fettstufen	1
Milchpulver, 1 EL (10 g)	
- entrahmt	0,5
- teilentrahmt	1
- vollfett	1
Milch (Kuhmilch), 1 Glas (200 ml)	
- entrahmt, 0,3 % Fett	1,5
- teilentrahmt, 1,5 % Fett	2
- vollfett, 3,5–3,8 % Fett	3
Milch mit Fruchtzubereitung, 1 Glas (200 ml)	4
Molke, 1 Glas (200 ml)	
- pur	1
- mit Früchten, 1 Glas (200 ml)	2
Molkenpulver, 1 EL (10 g)	0,5
Quark pur/mit Früchten/mit Kräutern, 1 EL geh. (30 g)	
- bis 20 % Fett	0,5
- bis 50 % Fett	1
- bis 70 % Fett	1,5
Fruchtquark mit Süßstoff, 2 EL geh. (60 g)	0,5

	Nutry
Sahne, flüssig, 1 EL (15 ml)/geschlagen, 1 EL (15 g)	
- 10 % Fett	0,5
- 30 % Fett	1
- 40 % Fett	1,5
Sahnepulver, 1 EL (10 g)	1,5
Saure Sahne, 1 EL (15 g)	
- bis 20 % Fett	0,5
- 30 % Fett	1
- 40 % Fett	1,5
Schafsmilch, 1 Glas (200 ml)	4,5
Schmand, 1 EL (15 g)	
- 20 % Fett	0,5
- 30 % Fett	1
- 40 % Fett	1,5
Ziegenmilch, 1 Glas (200 ml)	3

Glykämische Last (GL) kleiner 10 oder Kohlenhydratgehalt kleiner als 10 g/Portion

Nudeln

	Nutry
Cannelloni, 1 St. (10 g)	0,5
Maultaschen, verzehrfertig, 1 St. (50 g)	1,5
Nudeln, gekocht (125 g, entspricht 50 g Trockengewicht)	3
Nudeln bunt, mit Spinat/Tomaten, gekocht (125 g, entspricht 50 g Trockengewicht)	2,5
Spätzle, trocken (50 g)	1,5
Spätzle, gekocht (125 g)	3
Tortellini, gekocht (125 g, entspr. 50 g Trockengewicht)	2
Vollkornnudeln, gekocht (125 g, entspricht 50 g Trockengewicht)	2,5

Nudelgerichte

1 Portion (250 g), falls nicht anders angegeben

	Nutry
Bandnudeln mit Schinkenwürfeln	7,5
Cannelloni al gratin (überbacken, mit Fleischfüllung)	7,5
Grüne Nudeln mit Gorgonzolasoße	7
Käsespätzle	8,5
Lasagne al forno (Nudeln mit Fleischsoße, überbacken)	8
Lasagnette mit Spinat	7,5
Makkaroni mit Tomatensoße	6,5
Makkaroni mit vier Käsesorten	9,5
Maultaschen, in Butter geröstet, 1 St. (50 g)	2
Nudelauflauf (Makkaroni mit Schinken, überbacken)	7,5
Nudelauflauf mit Käse	10
Nudelpfanne mit Wurst und Eiern	10
Ravioli in Tomatensauce	4,5
Spaghetti alla carbonara	10,5
Spaghetti Bolognese	6,5
Spaghetti mit Tomatensoße „neapolitanische Art"	5,5
Tagliatelle mit Hühnchen	9,5
Tagliatelle mit Pilzsoße	6
Tagliatelle mit Schinken	9

Nüsse und Ölsamen

	Nutry
Cashewnüsse, 10 St. (10 g)	1,5
Edelkastanie (Marone), 2 St. (20 g)	0,5
Erdnüsse, 1 EL (10 g)	1
Haselnüsse, 10 St. (10 g)	1,5
Haselnussmus, 1 EL (12 g)	1,5
Kokosmilch (100 g)	0,5
Kokosnuss, 1 St. (50 g)	3,5
Kokosraspeln, 1 EL geh. (15 g)	2
Kürbiskerne, 1 EL (10 g)	1
Leinsamen, 1 TL (5 g)	0,5
Macadamianüsse, 2 St. (6 g)	1
Mandelmus, 1 EL (12 g)	1,5
Mandeln, süß, 4 St. (6 g)	0,5
Mohn, 1 TL (5 g)	0,5
Nüsse, gerieben, 1 EL (10 g)	1
Paranüsse, 2 St. (8 g)	1
Pekanüsse, 8 St. (10 g)	1,5
Pinienkerne, 1 EL (7 g)	1
Pistazien, 10 St. (10 g)	1
Sesam, 1 TL (5 g)	0,5
Sonnenblumenkerne, 1 EL (10 g)	2
Walnüsse, 5 Hälften (10 g)	1,5

Glykämische Last (GL) kleiner 10 oder Kohlenhydratgehalt kleiner als 10 g/Portion

Obst

	Nutry
Ananas (125 g)	0
Ananas, Konserve, abgetropft (125 g)	2
Apfel, 1 St. (125 g)	0
Apfel, getrocknet (25 g)	1
Apfel, Konserve, abgetropft (125 g)	1,5
Apfelsine, 1 St. (150 g)	0
Aprikose/Marille (125 g)	0
Aprikose, getrocknet, 5 Hälften (25 g)	1
Aprikose, Konserve, abgetropft (125 g)	1,5
Avocado, 0,5 St. (125 g)	5,5
Banane, 1 St. (100 g)	1
Banane, getrocknet (25 g)	1
Birne, 1 St. (125 g)	0
Birne, Konserve, abgetropft (125 g)	1,5
Brombeere (125 g)	0
Cherimoya (125 g)	0
Clementine, 1 St. (40 g)	0
Clementine, Konserve, abgetropft (125 g)	1,5
Datteln, frisch, 2 St. (15 g)	0,5
Datteln, getrocknet, 3 St. (25 g)	1
Erdbeere (125 g)	0
Erdbeere, Konserve, abgetropft (125 g)	1,5
Feige, 1 St. (50 g)	0,5
Feige, getrocknet, 1 St. (20 g)	1
Granatapfel, 1 St. (125 g)	1
Grapefruit, 0,5 St. (125 g)	0
Guave (125 g)	0
Hagebutte (125 g)	2
Heidelbeere (125 g)	0
Heidelbeere, Konserve, abgetropft (125 g)	1,5
Himbeere (125 g)	0
Himbeere, Konserve, abgetropft (125 g)	1,5
Holunderbeere (125 g)	0
Johannisbeeren (125 g)	0
Johannisbeeren, Konserve, abgetropft (125 g)	1,5
Kaki/Sharonfrucht (125 g)	1

☐ ohne Markierung: GL nicht bestimmt oder Kohlenhydratanteil mehr als 10 g/Portion

	Nutry
Kaktusbirne (125 g)	0
Kaktusbirne, Konserve, abgetropft (125 g)	1,5
Kapstachelbeere/Physalis, 1 Hand voll (50 g)	0,5
Kapstachelbeere, Konserve, abgetropft (125 g)	2,5
Kirschen, 10 St. (50 g)	0,5
Kirschen, Konserve, abgetropft (125 g)	2
Kiwi, 1 St. (45 g)	0
Kiwi, Konserve, abgetropft (125 g)	2
Kumquat (125 g)	0
Kumquat, Konserve, abgetropft (125 g)	2
Limette (125 g)	0
Litchi, 3 St. (60 g)	0,5
Litchi, Konserve, abgetropft (125 g)	2
Mandarine/Clementine, 1 St. (40 g)	0
Mandarine, Konserve, abgetropft (125 g)	1,5
Mango, 1/2 St. (125 g)	1
Mango, Konserve, abgetropft (125 g)	2
Maracuja/Passionsfrucht, 1 St. (40 g)	0,5
Maracuja, Konserve, abgetropft (125 g)	2
Maulbeere (125 g)	0
Melone, alle Sorten (125 g)	0
Mirabelle, 5 St. (50 g)	0,5
Mirabelle, Konserve, abgetropft (125 g)	2
Mispel (125 g)	0
Moosbeere (125 g)	0
Nektarine, 1 St. (125 g)	0
Nektarine, Konserve, abgetropft (125 g)	1,5
Orange, 1 St. (150 g)	0
Orange, Konserve, abgetropft (125 g)	1,5
Pampelmuse, 0,5 St. (125)	0
Papaya (125 g)	0
Papaya, Konserve, abgetropft (125 g)	1
Pfirsich, 1. St. (115 g)	0
Pfirsich, Konserve, abgetropft (125 g)	1,5
Pflaumen, 1 St. (35 g)	0,5
Pflaumen, Konserve, abgetropft (125 g)	1,5
Physalis, 1 Hand voll (50 g)	0,5

Glykämische Last (GL) kleiner 10 oder Kohlenhydratgehalt kleiner als 10 g/Portion

	Nutry
Preiselbeere/Kronsbeere (125 g)	0
Preiselbeere, Konserve, abgetropft (125 g)	1,5
Quitte (125 g)	0
Quitte, getrocknet (25 g)	1
Quitte, Konserve, abgetropft (125 g)	1,5
Reineclaude, 2 St. (50 g)	0,5
Rhabarber (150 g)	0
Rosinen, 1 EL (20 g)	1
Stachelbeere (125 g)	0
Stachelbeere, Konserve, abgetropft (125 g)	1,5
Sultaninen, 1 EL (20 g)	1
Tamarillo (125 g)	1
Weintrauben, 1 Hand voll (100 g)	1
Zitrone (60 g)	0
Zwetschge, 5 St. (125 g)	1
Zwetschge, getrocknet, 1 St. (20 g)	1
Zwetschge, Konserve, abgetropft (125 g)	1,5

Pizza

1 mittlere runde Pizza (ca. 350 g)

	Nutry
Pizza	16
Pizza al formaggio (mit Käse)	20,5
Pizza al funghi (mit Pilzen)	14
Pizza frutti di mare (mit Muscheln)	11
Pizza margherita (mit Tomaten, Mozzarella, Basilikum)	16
Pizza napolitana	17,5
Pizza quattro stagioni (mit Schinken, Pilzen, Artischocken)	13,5
Pizza salami	19
Pizza siciliana (mit Anchovis, Oliven)	12,5
Pizza tonno (mit Thunfisch, Sardellen, Oliven)	14
Vegetarische Pizza	10,5
Vollkornpizza (mit Tomaten, Zwiebeln, Oliven)	10,5

Reis und Reisprodukte

	Nutry
Reis*	
- geschält, gekocht, 2 EL geh. (60 g)	1,5
- ungeschält/Naturreis, gekocht, 2 EL geh. (60 g)	1
Reiscrispies, 1 Hand voll (15 g)	1
Reiswaffel (Puffreis), 1 St. (8 g)	0,5

* je nach Reissorte und Art der Zubereitung kann die Glykämische Last >10 liegen, Basmatireis ist am günstigsten.

Reisbeilagen und Reisgerichte

1 Portion (ca. 250 g), falls nicht anders angegeben

	Nutry
Milchreis, zubereitet, 1 Becher (150 g)	4
Milchreis mit Sahne und Sauerkirschen (Kaiserreis), 1 Becher (150 g)	5
Reis, gekocht	5,5
Butterreis	6
Risotto, gedünstet	5,5
Risotto mit Butter und Parmesankäse	10,5
Gemüserisotto	4,5
Schinkenrisotto	5,5
Reiskroketten	9,5
Reisauflauf mit Erbsen, Karotten und Pilzen	4
Reisauflauf mit Käse und Schinken	11
Reisauflauf, süß	9
Reistorte	8
Pilzreis	3,5
Gemüsereis	4
Curryreis	6
Risi-Pisi (Erbsenreis)	4
Risi-Pisi mit Shrimps	5,5
Reis mit Erbsen und Möhren (bunter Reis)	3,5
Käsepilaw (Reis mit Zwiebeln und Käse)	8,5
Pilaw (Reis mit Zwiebeln und Butter)	12,5
Paella	9
Nasi Goreng	7,5

Salate

	Nutry
Bohnensalat mit Essigmarinade, 1 Schale (150 g)	1,5
Bohnensalat mit Salatsoße, 1 Schale (150 g)	3,5
Budapester Salat, 1 Schale (120 g)	2
Chinakohlsalat mit Walnüssen, 1 Schale (150 g)	3
Eiersalat mit Käse und Wurst, 3 EL (90 g)	4
Eiersalat mit Tomaten, 3 EL (90 g)	2
Fleischsalat, 3 EL (90 g)	6,5
Geflügelsalat, 3 EL (90 g)	4,5
Gemüsesalat	
- mit Joghurtdressing od. Essigmarinade, 1 Schale (150 g)	1
- mit Mayonnaise, 1 Schale (150 g)	2,5
- süßsauer, 1 Schale (150 g)	1,5
Griechischer Bauernsalat, 1 Schale (150 g)	3,5
Gurkensalat mit Joghurt, 1 Schale (150 g)	1
Heringssalat mit Roter Bete und Äpfeln, 3 EL (90 g)	3
Heringssalat mit Sahnesoße, 3 EL (90 g)	3,5
Hummersalat mit Mayonnaise, 3 EL (90 g)	2,5
Italienischer Salat, 1 Schale (150 g)	3
Kartoffelsalat mit Gurke und Salatöl, 3 EL (90 g)	1,5
Kartoffelsalat mit Mayonnaise, 3 EL (90 g)	2
Käsesalat, 3 EL (90 g)	4
Kichererbsensalat mit Essigmarinade, 3 EL (90 g)	2
Kopf-/Blattsalat mit Essig-Öl-Dressing, 1 Schale (120 g)	1,5
Kopf-/Blattsalat mit Salatsoße, 1 Schale (120 g)	2,5
Krabben-Cocktail mit Grapefruit und Soße, 3 EL (90 g)	1,5
Krabben-Cocktail mit Mayonnaise, 3 EL (90 g)	3
Krautsalat mit Speck und Zwiebeln, 1 Schale (150 g)	2,5
Meeresfrüchte-Cocktail mit Balsamico, 3 EL (90 g)	2,5
Möhrensalat mit Salatöl, 3 EL (90 g)	1
Möhrensalat süßsauer, 3 EL (90 g)	2
Nudelsalat mit Gemüse und Mayonnaise, 3 EL (90 g)	3
Reissalat	
- mit Gewürzgurken, Erbsen und Mayonnaise, 3 EL (90 g)	2
- mit Thunfisch und Tomaten, 3 EL (90 g)	2
- süßsauer mit Fleischeinlage, 3 EL (90 g)	1,5
Rohkostsalat mit Joghurtdressing, 1 Schale (250 g)	1

Glykämische Last (GL) kleiner 10 oder Kohlenhydratgehalt kleiner als 10 g/Portion

	Nutry
Rohkostsalat mit Salatsoße oder Mayonnaise, 1 Schale (250 g)	2,5
Rote-Bete-Salat mit Zwiebel-Essig-Marinade, 3 EL (90 g)	0,5
Rotkohlsalat mit Zwiebel-Essig-Marinade, 1 Schale (150 g)	1,5
Sauerkrautsalat mit Salatöl, 1 Schale (150 g)	2
Sellerie-Apfel-Salat mit Zitronenmarinade, 1 Schale (150 g)	2
Spargelsalat mit Essigmarinade, 1 Schale (150 g)	1,5
Thunfischsalat mit Mayonnaise, 3 EL (90 g)	3
Tomatensalat mit Salatöl, 3 EL (90 g)	1
Tomaten-Thunfisch-Salat, 3 EL (90 g)	3
Waldorfsalat mit Mayonnaise, 3 EL (90 g)	1,5
Wurst-Käse-Salat mit Mayonnaise, 3 EL (90 g)	6
Wurstsalat mit Gewürzgurken und Salatöl, 3 EL (90 g)	5

Salatsoßen, Dressings

	Nutry
Cocktail-Dressing, 1 EL (15 g)	2
Cumberlandsoße, 1 EL (15 g)	0,5
Fix-Produkte für Salatsoße, 1 Päckchen (10 g)	0,5
Frankfurter grüne Kräutersoße, 2 EL (30 g)	1,5
French-Dressing, 1 EL (15 g)	1
Italian-Dressing, 1 EL (15 g)	1
Joghurt-Dressing, 2 EL (30 g)	0,5
Luan-Dressing (süßsauer), 2 EL (30 g)	0,5
Mayonnaise, 1 EL (12 g)	2,5
Mayonnaise, leicht/Salatmayonnaise, 1 EL (12 g)	1
Meerrettich-Sahnesoße, 1 EL (15 g)	0,5
Remouladensoße, 1 EL (15 g)	2,5
Roquefort-Dressing, 1 EL (15 g)	1,5
Sahne-Dressing, 1 EL (15 g)	0,5
Salat-Creme, 1 EL (12 g)	1
Salatsoße	
- mit saurer Sahne, 1 EL (15 g)	0,5
- mit Öl, 1 EL (15 g)	2
- ohne Öl, 1 EL (15 g)	0
Senfsoße, 1 EL (15 g)	0,5
Thousand-Island-Salatdressing, 1 EL (15 g)	1,5

Glykämische Last (GL) kleiner 10 oder Kohlenhydratgehalt kleiner als 10 g/Portion

Soßen

	Nutry
Béchamelsoße, 4 EL (60 g)	1
Bratensoße, 4 EL (60 g)	0,5
Currysoße, 4 EL (60 g)	2
Dillsoße, 4 EL (60 g)	1
Eiersoße, 4 EL (60 g)	2
Gemüsesoßen, 4 EL (60 g)	0,5
Gulaschsoße, 4 EL (60 g)	1
Hackfleischsoße, 3 EL (60 g)	1,5
Instantsoßen-Pulver, 1 EL (10 g)	1
Jägersoße, 3 EL (60 g)	1
Kapernsoße, 3 EL (60 g)	1
Käsesoße, 4 EL (60 g)	1,5
Knoblauchsoße von heller Soße, 4 EL (60 g)	0,5
Kräutersoße von heller Soße, 4 EL (60 g)	1
Madeirasoße, 4 EL (60 g)	1
Mayonnaisesoße, 4 EL (48 g)	9
Meerrettichsoße, 4 EL (60 g)	1,5
Mornaysoße, 4 EL (60 g)	2
Paprika-Rahmsoße, 4 EL (60 g)	0,5
Paprikasoße von dunkler Soße, 4 EL (60 g)	1,5
Pfeffersoße, 4 EL (60 g)	1
Pilzsoßen, 3 EL (60 g)	1
Rahmsoße/Sahnesoße, 4 EL (60 g)	2,5
Rotweinsoße, 4 EL (60 g)	1
Sauce Béarnaise, 4 EL (60 g)	6,5
Sauce Hollandaise, 4 EL (60 g)	1,5
Senfsoße, 4 EL (60 g)	1,5
Sherrysoße, 4 EL (60 g)	2,5
Soße „Robert", 4 EL (60 g)	1
Soßenbinder, Instant, 1 EL (15 g)	0,5
Teufelssoße, 4 EL (60 g)	1
Tomatensoße, 4 EL (60 g)	1
Weißweinsoße, 4 EL (60 g)	1
Zwiebelsoße, 3 EL (60 g)	1

Suppen, Eintöpfe

Mengenangaben entsprechen 1 Portion/1 Teller, falls nicht anders angegeben

	Nutry
Aalsuppe (400 g)	6
Avocadocremesuppe (350 g)	9,5
Bigosch (Eintopf mit Kartoffeln, Möhren, Kohlrabi) (450 g)	5
Blumenkohlcremesuppe (300 g)	3
Blumenkohlsuppe (350 g)	4
Bohnen-Eintopf, weiß (450 g)	13,5
Bohnensuppe, weiß (400 g)	4,5
Borschtsch (Rote-Rüben-Suppe) (400 g)	3
Bouillabaisse (400 g)	6,5
Broccolicremesuppe (300 g)	2
Brotsuppe (400 g)	4
Chilli con carne (250 g)	3,5
Chinesische Suppe (300 g)	4,5
Currysuppe (350 g)	4
Dicke-Bohnen-Eintopf mit Speck (450 g)	8,5
Erbsen-Eintopf mit Wiener Würstchen (450 g)	7
Erbsen-Eintopf (450 g)	3
Erbsensuppe (400 g)	4,5
Erbsensuppe mit Speck (400 g)	6
Fischbrühe (300 g)	1,5
Fisch-Eintopf mit Speck und Kartoffeln (450 g)	8
Flädlesuppe (330 g)	4,5
Fleischbrühe (300 g)	3
Französische Zwiebelsuppe (300 g)	4,5
Frühlingssuppe, klar (350 g)	3
Gazpacho (spanische Gemüsesuppe) (450 g)	5
Geflügelbrühe (300 g)	5
Geflügelcremesuppe (350 g)	8,5
Gemüsebrühe (300 g)	1,5
Gemüsecremesuppe (350 g)	2,5
Gemüse-Eintopf mit Fleisch (450 g)	6
Gemüse-Eintopf (450 g)	4
Gemüsesuppe (350 g)	3
Gerstensuppe (350 g)	2

Glykämische Last (GL) kleiner 10 oder Kohlenhydratgehalt kleiner als 10 g/Portion

	Nutry
Grießklößchensuppe (350 g)	10,5
Grießsuppe (350 g)	5,5
Reissuppe mit Fleisch und Gemüse (400 g)	3,5
Grünkernsuppe (350 g)	3
Gulaschsuppe, Konserve (150 g)	3,5
Haferschleimsuppe (350 g)	1
Hascheesuppe (400 g)	4
Hühnerbrühe mit Nudeln (330 g)	6
Hühnerbrühe mit Reis (350 g)	2
Hummersuppe (400 g)	11
Irish Stew (400 g)	4,5
Kalbsbrühe (300 g)	2
Kartoffel-Lauch-Cremesuppe (350 g)	5,5
Kartoffelsuppe, klar, mit Rindfleisch (400 g)	5,5
Kartoffelsuppe mit Fleisch und Gemüse (400 g)	6,5
Kartoffel-Tomaten-Eintopf mit Hackfleisch (450 g)	5,5
Käsesuppe, italienisch (320 g)	4,5
Klare Brühe mit Hörnle (330 g)	2,5
Klare Brühe mit Reis und Gemüse (350 g)	2
Kohlsuppe (400 g)	6
Kraftbrühe, klar (300 g)	2,5
- mit Eierstich (330 g)	5
- mit Gemüsewürfeln (350 g)	3,5
- mit Nudeln (350 g)	4,5
- mit Perlgraupen (350 g)	5
Kraftbrühe mit Reis (350 g)	5
Krautsuppe (400 g)	3,5
Krebssuppe (300 g)	8
Kürbiscremesuppe (350 g)	5,5
Kürbissuppe (350 g)	1
Lauchcremesuppe (350 g)	7
Lauchsuppe (350 g)	2
Leberknödelsuppe (350 g)	4
Leberspätzlesuppe (350 g)	4,5

Nutry	
Linsen-Eintopf (450 g)	6
Linsen-Eintopf mit Frankfurter Würstchen (450 g)	9
Minestrone (400 g)	5,5
Möhrensuppe (350 g)	4,5
Muschelsuppe, rheinisch (300 g)	5
Nudel-Eintopf mit Hackfleisch (450 g)	11,5
Nudelsuppe (330 g)	3
Nudelsuppe mit Hühnerfleisch (350 g)	6,5
Ochsenschwanzsuppe, gebunden (350 g)	8
Ochsenschwanzsuppe, klar, mit Rindfleisch (350 g)	2,5
Paprikapüreesuppe (350 g)	2
Paprikarahmsuppe (300 g)	3,5
Perlgraupeneintopf (400 g)	5,5
Petersiliencremesuppe (350 g)	2,5
Pichelsteiner (450 g)	4,5
Pilzsuppe (350 g)	2,5
Püreesuppen aus Gemüse (350 g)	4,5
Reissuppe (350 g)	3,5
Reissuppe mit Fleisch und Gemüse (400 g)	5
Rindfleischbrühe	
- mit Backerbsen (350 g)	4
- mit Ei (330 g)	5
- mit Eiergräupchen (350 g)	2,5
- mit gerösteten Brötchenscheiben (350 g)	3,5
Serbische Bohnensuppe (400 g)	4,5
Spargelcremesuppe (300 g)	5,5
Spargelsuppe (350 g)	5
Spinatpüreesuppe „Purée florentine" (350 g)	3,5
Suppen, klar	
- mit Eierstich (330 g)	4
- mit Gemüseeinlage (350 g)	3
- mit Nudeln (330 g)	3
Tomatencremesuppe (300 g)	4
Tomatensuppe, klar (300 g)	1,5
Tomatensuppe mit Reis (350 g)	6

Glykämische Last (GL) kleiner 10 oder Kohlenhydratgehalt kleiner als 10 g/Portion

	Nutry
Trockensuppe (1 Beutel/50 g) z. B.	
- Rindfleischsuppe mit Nudeln (Trockenprodukt)	2
- Ochsenschwanzsuppe, klar (Trockenprodukt)	1,5
Zwiebelsuppe, klar (300 g)	2

Suppeneinlagen

	Nutry
Brätknödel (50 g)	2,5
Eierstich (30 g)	0,5
Flädle (Pfannkuchenstreifen) (30 g)	1,5
Fleisch-, Kalbs-, Leberklößchen (50 g)	2
Grießklößchen (30 g)	2,5
Grießnockerln (30 g)	3
Hörnchen (30 g)	1
Käseklößchen (30 g)	2,5
Käsenockerln (30 g)	1,5
Leberspätzle (50 g)	2
Markklößchen (50 g)	4,5
Nudeln (30 g)	1,5
Semmelklößchen (30 g)	2,5
Weißbrotwürfel, geröstet (30 g)	2,5

Süßigkeiten

	Nutry
After Eight, 1 St. (8 g)	0,5
Bonbons	
- alle Sorten mit Zucker, 1 St. (5 g)	0,5
- alle Sorten ohne Zucker, 3 St. (15 g)	0,5
Choco Crossies, 1 St. (4,5 g)	0,5
Cocktail-Kirschen, 2 St. (10 g)	0,5
Diabetikerschokolade, 1 Reihe (20 g)	1,5
Dominostein, 1 St. (12 g)	1
Dragees, 4 St. (10 g)	0,5
Eiskonfekt, 1 St. (12 g)	1
Fondant (20 g)	1,5
Fruchtgummi, 1 St. (10 g)	0,5
Geleefrüchte, 1 St. (10 g)	0,5
Gummibärchen, 5 St. (10 g)	0,5
Gummibonbons für Diabetiker, 5 St. (10 g)	0,5
Kandierte Früchte (25 g)	1,5
Karamellbonbons, 1 St. (5 g)	0,5
Karamellbonbons für Diabetiker, 2 St. (10 g)	0,5
Kaugummi	
- mit Zucker, 3 St. (9 g)	0,5
- ohne Zucker	0
Kekse, 1 St. (5 g)	0,5
Krokant (20 g)	1,5
Lakritze (25 g)	2
Liebesperlen, 1 EL (10 g)	1
Löffelbiskuit (100 g)	8
Mandeln/Nüsse, kandiert, 1 Tüte (50 g)	6
Marshmallow, 1 St. (15 g)	1
Marzipan (25 g)	2,5
Marzipankartoffel, 1 St. (10 g)	1
Milchschnitte, 1 St.	2,5
Müsli-Riegel, 1 St. (25 g)	2
Nougat (25 g)	2,5
Nougat für Diabetiker (20 g)	2,5
Nüsse/Mandeln, dragiert, 1 EL (10 g)	1
Persipan (25 g)	2,5

Glykämische Last (GL) kleiner 10 oder Kohlenhydratgehalt kleiner als 10 g/Portion

	Nutry
Pralinen, alle Sorten, 1 St. (12 g)	1
Puffreis mit Schokolade (25 g)	2,5
Rumkugeln, 1 St. (15 g)	1
Schaumzuckerwaren (15 g)	1
Schokokuss, 1 St. (20 g)	2
Schokolade, alle Sorten	
- 1 Stückchen (5 g)	0,5
- 1 Reihe (20 g)	2,5
- **Bitterschokolade**, 1 Reihe (20 g)	1,5
- **Zartbitterschokolade**, 1 Reihe (20 g)	2
Schokolinsen, 5 St. (5 g)	0,5
Schokolade, gefüllt mit Milch/Joghurt, 1 Riegel (20 g)	1,5
Schokoladenstreusel, 1 EL (10 g)	1
Schokoriegel (z. B. Mars, Lion, KitKat, Snickers, Nuts)	
- 1 Riegel (45-60 g)	5-6
- 1 Mini-Riegel (15-20 g)	2
- 1 Kingsize-Riegel (70 g)	7,5
Smarties, 5 St. (5 g)	0,5
Toffees, 1 St. (5 g)	0,5
Weinbrand-Bohne, 1 St. (12 g)	1

Vegetarische Lebensmittel

	Nutry
Bratlinge, tiefgefroren, 1 St. (100 g)	2,5
Bratlinge, Trockenprodukt, 5 EL (30 g)	1,5
Früchtebrot, 1 Scheibe (45 g)	2,5
Fruchtschnitten, 1 St. (20 g)	1
Getreidepastete, 2 EL (25 g)	1
Glutenfleisch (30 g)	0,5
Gulasch auf Sojabasis mit Soße, Konserve, 1 Portion (200 g)	4
Gulasch, vegetarisch, Konserve, 1 Portion (200 g)	2,5
Haschee auf Sojabasis mit Soße, Konserve, 1 Portion (100 g)	1,5
Hefeextrakt (Hefeaufstrichpaste), 1 EL (10 g)	0,5
Miso (20 g)	0,5
Natto (20 g)	0,5
Pasteten, vegetarisch, 2 EL (25 g)	1
Pflanzenfleisch, Trockenprodukt (30 g)	1
Ravioli, vegetarisch, 1 Portion (200 g)	6
Schmalz, vegetarisch, 1 EL (12 g)	2
Sojaaufschnitt, 1 Scheibe (30 g)	1,5
Sojabohne, geröstet (25 g)	1,5
Sojabohne, geröstet, Pulver (Kinako), 2 TL (8 g)	0,5
Sojabratlinge (100 g)	7
Sojabrot, 1 Scheibe (45 g)	3
Soja-Crème-Fraîche, 1 EL (15 g)	0,5
Sojadessert, 1 Becher (125 g)	2
Sojadrink, gesüßt, 1 Glas (200 g)	2,5
Sojadrink, ungesüßt, 1 Glas (200 g)	1,5
Sojaeiweiß, 1 EL (15 g)	0,5
Sojafleisch mit Soße, Konserve, 1 Portion (200 g)	8,5
Sojajoghurt, 1 Becher (125 g)	1,5
Sojaklöße, 1 St. (100 g)	7
Sojamehl, 1,5 EL (15 g)	1
Sojaragout mit Soße, Konserve (200 g)	2,5
Sojaschnitzel, Trockenprodukt (30 g)	1,5
Sojaschrot, 1 EL (10 g)	0,5
Sojaspeisekleie, 1 EL (10 g)	0
Sojasteak, Trockenprodukt (30 g)	1,5
Sojawürstchen, Konserve, 1 St. (70 g)	6

Glykämische Last (GL) kleiner 10 oder Kohlenhydratgehalt kleiner als 10 g/Portion

	Nutry
Tahini aus rohem Sesam (20 g)	**2,5**
Tempeh (20 g)	**0,5**
Tofu, 1 Portion (100 g)	**1,5**

Wurst und Wurstwaren

1 Scheibe/1 Stückchen Wurst entsprechen 30 g, falls nicht anders angegeben

	Nutry
Bierschinken	1
Bierwurst	1,5
Bierwurst, bayrisch	2
Blutwurst	2,5
Bockwurst, 1 St. (115 g)	8
Bratwurst, 1 St. (150 g)	9,5
Bratwurst, geräuchert	2
Bratwurst, grob, 1 St. (150 g)	11
Bremer Pinkel	1,5
Brühwurst	2
Cabanossi	3
Cervelatwurst	2,5
Cocktailwürstchen, 1 St. (70 g)	5
Corned Beef	1
Debreziner	2,5
Delikatess Würstchen, 1 St. (100 g)	6,5
Eisbein	1
Erbswurst	2
Fleischkäse, 1 Portion (125 g)	9
Fleischkäse im Teigmantel, 1 St. (100 g)	8
Fleischwurst im Blätterteig, 1 St. (100 g)	7,5
Fleischwurst/Stadtwurst	2
Frankfurter Rindswurst, 1 St. (100 g)	5,5
Frankfurter Würstchen/Schinkenwürste, 1 St. (100 g)	6,5
Gänseleber in Aspik	0,5
Geflügelmortadella	1
Gefüllter Schinken	1,5
Gelbwurst	2
Jagdwurst	1,5
Kalbsleberwurst	2
Kartoffelwurst	2
Käseschinkenwurst	1,5
Kasseler	1
Knacker/Schüblinge, 1 St. (100 g)	7

Glykämische Last (GL) kleiner 10 oder Kohlenhydratgehalt kleiner als 10 g/Portion

	Nutry
Knackwurst/Servela (Zervelatwurst, Cervelat)	2
Knoblauchwurst	2,5
Kochsalami	2
Kochschinken	0,5
Kolbacz	2
Krakauer	2
Krakauer Schinkenwurst	1,5
Lachsschinken, 2 Scheiben (30 g)	0,5
Landjäger	3
Leberkäse	2
Leberwurst	2,5
Leberwurst, fettarm	2
Lyoner	2
Lyoner, fettarm	1,5
Mettwurst	
- einfach streichfähig, 2 EL (30 g)	3
- grob, 2 EL (30 g)	2
- schnittfest (30 g)	2,5
Mortadella	2
Mortadella, fettarm	1
Pastete im Brotteig	2,5
Pasteten	2
Pfälzer Saumagen	1
Plockwurst	3
Pökelfleisch	1
Preßköpfe	2
Putenbrustaufschnitt (100 g)	2
Putenwurst (100 g)	4
Rauchfleisch	1
Rostbratwurst, 1 St. (150 g)	11,5
Rotwurst	1,5
Salami	2,5
Schinken	1
Schinkenmettwurst	2,5

	Nutry
Schinkenröllchen in Aspik	0,5
Schinkensalami	2,5
Schinkenspeck	1
Schinkenwurst	2
Schwartenmagen	1
Schweinefleisch in Aspik	1
Schweinespeck	2
Schweinespeck, durchwachsen (Frühstücksspeck)	1
Sülzen und Aspik	0,5
Sülzwürste	1
Teewurst, 2 EL (30 g)	2,5
Teewurst, grob, 2 EL (30 g)	2
Thüringer Rotwurst	1
Tiroler Schinkenwurst	1
Trüffelleberwurst	2
Weißwurst, 2 St. (125 g)	8
Wiener, 1 St. (70 g)	5
Würstchen, fettarm, 1 Stk (70 g)	4
Zungenwurst, hell	2
Zwiebelwurst	2

Würzmittel, Würzsoßen

	Nutry
Barbecuesoße, 1 EL (15 g)	0,5
Bratensoße (Trockenpulver), 1 EL (10 g)	0,5
Brühe instant/gekörnt	
- 1 TL (5 g)	0
- 1 EL (10 g)	0,5
Brühwürfel	
- 1 Würfel (5 g)	0
- 2 Würfel (10 g)	0,5
Chillisoßen, 1 EL (15 g)	0,5
Chutney, 1 EL (15 g)	0,5
Essig	0
Fix für Soßen, Suppen, Fleisch, Aufläufe etc., Trockenprodukt, 1 Beutel (50 g)	5
Gewürze und Kräuter	0
Grillsoßen, 1 EL (15 g)	0,5
Ketchup, alle Sorten, 1 EL (15 g)	0,5
Ketchup & Mayo (Rot-Weiß), 1 EL (15 g)	1,5
Meerrettich, 1 EL (15 g)	0,5
Pesto, 1 EL (15 g)	1,5
Pfeffer	0
Salz	0
Senf, alle Sorten (15 g)	0
Sojasoße (15 g)	0
Tabasco	0
Tomatenmark, 2 EL (30 g)	0
Tomatenpüree (100 g)	0
Worcestersoße (15 g)	0
Würzen, flüssig (z. B. Maggi) oder pulverisiert	0

Zutaten (Backzutaten und Süßungsmittel)

	Nutry
Backpulver	0
Buttercreme (Füllung) (100 g)	12,5
Cremespeisen-/Dessertpulver, 1 Päck. (40 g)	3
Diabetikerzucker, 2 TL (10 g)	0,5
Essenzen/Aromastoffe	0
Fertigmischung für Kuchen (60 g)	7
Füllcreme (100 g)	3
Gelatine, 1 Päck. (10 g)	0,5
Guss (Karamell-, Schokoladen-, Zuckerguss) (10 g)	1
Hefe, frisch oder trocken	0
Hefebrühe Extrakt, 2 TL (10 g)	0,5
Honig/Kunsthonig, 1 TL (10 g)	0,5
Kaffeepulver	0
Kakaopulver, 2 TL geh. (8 g)	0,5
Kakaopulver, stark entölt, 3 TL geh. (12 g)	0,5
Kuvertüre (20 g)	1,5
Kuvertüre mit Fruchtzucker für Diabetiker (25 g)	1,5
Orangeat, Zitronat (Sukkade), 1 EL (15 g)	1
Puddingpulver, 1 Päck. (40 g)	3
Sahnesteif, 1 Päck. (10 g)	0,5
Stärkemehl (Speisestärke), 1 EL (10 g)	0,5
Süßstoff (Saccharin, Cyclamat u. a.)	0
Teige (jeweils 100 g)	
- Ausbackteig, süß	4
- Bierteig	4
- Biskuit	7,5
- Blätterteig, tiefgefroren	8
- Brandteig	4,5
- Hefeteig	6
- Mürbeteig	10
Pizzateig, Fertigprodukt, 1 Packung (230 g)	20,5
Tortengusspulver, ohne Zucker	0
Vanille-/Vanillinzucker, 1 Päck. (10 g)	0,5
Zucker, alle Sorten	
- 1 TL, 1 Würfel (5 g)	0,5
- 2 EL (30 g)	2

Glykämische Last (GL) kleiner 10 oder Kohlenhydratgehalt kleiner als 10 g/Portion

Essen außer Haus

Essen außer Haus ist keine Schwierigkeit für Sie! Auf den folgenden Seiten finden Sie eine Auswahl gängiger Gerichte, die Ihnen auf internationalen Speisekarten und „unterwegs" begegnen sowie deren Preise in Nutry.
Nicht nur von Nation zu Nation, auch von Koch zu Koch variieren Zubereitungsverfahren und Rezepte. Wundern Sie sich nicht über unterschiedliche Angaben für das vermeintlich gleiche Gericht – es ist durchaus ein Unterschied, ob Sie Ihre hausgemachte Lasagne essen oder die beim Italiener. Auch hier gilt, dass die Nutry-Preise Durchschnittswerte darstellen und Sie bei kleinen bzw. großen Portionen sowie bei besonders mager bzw. fett zubereiteten Speisen die Nutry-Preise selbst auf- oder abrunden können.

Genießen Sie Ihren Restaurantbesuch!

Fast-Food-Ketten

1 Portion/1 Stück, falls nicht anders angegeben

Burger King

	Nutry
Big King	12,5
Big King XXL	18,5
Cheeseburger	6,5
Chicken Nugget Burger	6,5
Country Bagel	9,5
Country Burger	9,5
Country Potatoes	5,5
Crispy Chicken	10,5
Doppel Whopper	18
Fish King	8,5
Grilled Chicken delight wrap	5
Ham & Cheese Bagel	8
Hamburger	5,5
King Nuggets, 6 St.	5
King Pommes (klein)	4
King Pommes (mittel)	6,5

	Nutry
King Pommes (groß)	8
King Wings, 6 St.	9
Onion Rings, 6 St.	4
Whopper	13
Whopper Junior	7,5
Saucen/Dips	
- Balsamico Dressing (1 Becher)	1,5
- BBQ-Sauce Dip	0,5
- Frites Sauce (Beutel)	2,5
- Joghurt Dressing (1 Becher)	4,5
- Ketchup (Beutel)	0,5
- Knoblauch Sauce Dip	2
- Lemon Vinaigrette (1 Becher)	2
- Mexican Salsa Dip	0,5
- Mild Curry-Sauce Dip	1
- Sour Cream (Beutel)	1,5
- Sweat & Sour Sauce Dip	1
Salate	
- Grilled Chicken Salat	2
- Delight Salad	2
- Salatschale	0
Dressing	
- Balsamico Dressing (1 Becher)	1,5
- Joghurt	3
- Joghurt Dressing (1 Becher)	4,5
- Kräuter	0,5
- Lemon Vinaigrette (1 Becher)	2
Desserts und Shakes	
- Cornetto Soft, alle Sorten	3,5
- Donut	5,5
- Hot Brownie	12
- Hot Brownie mit Eis	13
- King Sundae mit Erdbeersauce	5,5
- King Sundae mit Karamellgeschmack	5,5
- King Sundae mit Schokoladensauce	5,5
- King Sundae mit Vanillegeschmack	4,5
- Muffin	8,5

Glykämische Last (GL) kleiner 10 oder Kohlenhydratgehalt kleiner als 10 g/Portion

	Nutry
- Shake Banane mit Schokosauce (200 ml)	6
- Shake Erdbeer (200 ml)	5
- Shake Schokolade (200 ml)	5,5
- Shake Vanille (200 ml)	4
- Sweet Bagel	10,5

Kochlöffel

	Nutry
Best-Chicken	6,5
Brötchen, ofenfrisch	3
Cheeseburger	7,5
Chicken-Wings, 6 St.	12,5
Chinesische Frühlingsrollen, 6 St.	3
1/2 Grill-Hähnchen mit Haut	11
1/2 Grill-Hähnchen ohne Haut	7,5
Hähnchen-Krossies, 6 St.	5,5
Hamburger	6,5
Hawaii-Burger	7,5
Heiße Soße	1
Holländische Kroketten, 4 St.	5
Mayonnaise (25 g)	3
Ketchup (33 g)	0,5
Pommes frites	5,5
Pommes frites groß	11
Extra Pommes	7
Star-Burger	12,5
Soßen zum Dippen	
- Mango (20 g)	0,5
- Curry (20 g)	1,5
- Mexiko (20 g)	0,5
- Soja	0
Salate	
- Frisch gemischter Salat	4,5
- Salat India	3,5
- Krautsalat	3
Dressings zum Salat	
- Spezial (75 ml)	5

	Nutry
King Pommes (groß)	8
King Wings, 6 St.	9
Onion Rings, 6 St.	4
Whopper	13
Whopper Junior	7,5
Saucen/Dips	
- Balsamico Dressing (1 Becher)	1,5
- BBQ-Sauce Dip	0,5
- Frites Sauce (Beutel)	2,5
- Joghurt Dressing (1 Becher)	4,5
- Ketchup (Beutel)	0,5
- Knoblauch Sauce Dip	2
- Lemon Vinaigrette (1 Becher)	2
- Mexican Salsa Dip	0,5
- Mild Curry-Sauce Dip	1
- Sour Cream (Beutel)	1,5
- Sweat & Sour Sauce Dip	1
Salate	
- Grilled Chicken Salat	2
- Delight Salad	2
- Salatschale	0
Dressing	
- Balsamico Dressing (1 Becher)	1,5
- Joghurt	3
- Joghurt Dressing (1 Becher)	4,5
- Kräuter	0,5
- Lemon Vinaigrette (1 Becher)	2
Desserts und Shakes	
- Cornetto Soft, alle Sorten	3,5
- Donut	5,5
- Hot Brownie	12
- Hot Brownie mit Eis	13
- King Sundae mit Erdbeersauce	5,5
- King Sundae mit Karamellgeschmack	5,5
- King Sundae mit Schokoladensauce	5,5
- King Sundae mit Vanillegeschmack	4,5
- Muffin	8,5

Glykämische Last (GL) kleiner 10 oder Kohlenhydratgehalt kleiner als 10 g/Portion

	Nutry
- Shake Banane mit Schokosauce (200 ml)	6
- Shake Erdbeer (200 ml)	5
- Shake Schokolade (200 ml)	5,5
- Shake Vanille (200 ml)	4
- Sweet Bagel	10,5

Kochlöffel

	Nutry
Best-Chicken	6,5
Brötchen, ofenfrisch	3
Cheeseburger	7,5
Chicken-Wings, 6 St.	12,5
Chinesische Frühlingsrollen, 6 St.	3
1/2 Grill-Hähnchen mit Haut	11
1/2 Grill-Hähnchen ohne Haut	7,5
Hähnchen-Krossies, 6 St.	5,5
Hamburger	6,5
Hawaii-Burger	7,5
Heiße Soße	1
Holländische Kroketten, 4 St.	5
Mayonnaise (25 g)	3
Ketchup (33 g)	0,5
Pommes frites	5,5
Pommes frites groß	11
Extra Pommes	7
Star-Burger	12,5
Soßen zum Dippen	
- Mango (20 g)	0,5
- Curry (20 g)	1,5
- Mexiko (20 g)	0,5
- Soja	0
Salate	
- Frisch gemischter Salat	4,5
- Salat India	3,5
- Krautsalat	3
Dressings zum Salat	
- Spezial (75 ml)	5

Imbissstube

1 Portion/1 Stück, falls nicht anders angegeben

	Nutry
Backkartoffeln mit Kräuterquark	2,5
Bockwurst mit Brötchen und Senf	12
Bockwurst mit Kartoffelsalat und Senf	13
Bratwurst mit Brötchen und Senf	9,5
Bratwurst mit Kartoffelsalat und Senf	12
Brühwurst mit Brötchen und Senf	14,5
Brühwurst mit Kartoffelsalat und Senf	18
Cheeseburger	7
Currywurst mit Curryketchup und Brötchen	8
Döner mit Geflügelfleisch	11,5
Döner mit Kalb-/Rindfleisch	12
Frikadelle	
- mit Bratkartoffeln und Tomatenketchup	6
- mit Brötchen und Tomatenketchup	4,5
- mit Kartoffelsalat und Senf	6,5
Hamburger	7
Knacker mit Brötchen und Senf	12,5
Knacker mit Kartoffelsalat und Senf	14
Pommes frites mit Ketchup	7
Pommes frites mit Mayonnaise	8,5
Rostbratwurst mit Brötchen und Senf	9,5
Rostbratwurst mit Kartoffelsalat und Senf	12
Schaschlik mit Brötchen und Tomatenketchup	6
Schaschlik mit Pommes frites und Tomatenketchup	7
Wiener Würstchen mit Brötchen und Senf	10
Wiener Würstchen mit Kartoffelsalat und Senf	12

Im Restaurant – Internationale Küche

Die Angaben beziehen sich auf 1 durchschnittliche Portion.

Asiatisch

	Nutry
Bami Goreng	12
Banane im Teigmantel, 1/2 St.	10
Chop Suey mit Fleisch	11
Ente auf Ananas	11,5
Fischauflauf	5
Früchte, gebacken	2,5
Frühlingsrolle	6,5
Gemüse-Couscous, gebraten	14,5
Glasnudeln mit Paprika und Sprossen	9
Hühnchen „Szetchuan"	11
Misosuppe	2
Nasi Goreng	11,5
Reis, 2 EL (s. S. 91)	1,5
Reis, gebraten, mit Gemüse	7
Reis, gedämpft, mit Huhn	7,5
Reisnudeln mit Rindfleisch	12,5
Riesengarnelen, frittiert	5
Rindfleisch, süßsauer	9
Rindfleischsuppe mit Reisnudeln	9,5
Schweinefleisch, süßsauer	8
Wan-Tan mit Füllung und Soße	6

Deutsch

	Nutry
Bauernfrühstück	6
Brathähnchen mit Haut	12,5
Bratkartoffeln	5,5
Fischfilet paniert, gebraten in pikanter Soße	7,5
Folienkartoffel mit Kräuterquark	4
Gemischter Beilagensalat mit Essig-Öl-Dressing	1,5
Gemischter Beilagensalat mit Salatsoße	2,5
Gemüse, gedünstet	2
Gemüse, gedünstet, mit Soße	4
Gratinierter Blumenkohl	3,5

	Nutry
Kartoffelgratin	7
Käsetoast, 1 St.	6,5
Knödel	2,5
Kotelett vom Schwein, paniert, gebraten	11,5
Kroketten, 3 St.	3
Leipziger Allerlei	2,5
Omelett mit Champignons	7
Pfeffersteak mit Soße	8
Pommes frites	6,5
Reis, 2 EL (s. S. 91)	5,5
Rinderroulade mit Soße	11,5
Rindfleischsuppe	3,5
Salzkartoffeln	2,5
Schinken-Käse-Toast, 1 St.	6
Schweinesteak	4,5
Schweinshaxe geschmort, mit Soße	8
Spargel gedünstet, mit Sauce Hollandaise	7,5
Spargelcremesuppe	5,5
Spargeltoast mit Champignons	6
Spätzle	3
Tafelspitz mit Meerrettichsoße	13,5
Toast „Hawaii"	6
Tomatensuppe, klar	1,5
Wiener Schnitzel	6,5
Zwiebelsuppe	3

Griechisch

	Nutry
Bauernsalat	7,5
Bifteki	16
Blätterteigtaschen mit Lamm	18
Gyros	8
Krautsalat	1,5
Lammkotelett, gegrillt, 1 St.	6
Moussaka	11
Oktopussalat	7
Paprika mit Schafskäsefüllung	3,5

Glykämische Last (GL) kleiner 10 oder Kohlenhydratgehalt kleiner als 10 g/Portion

	Nutry
Souvlaki	8
Tintenfisch, frittiert	14
Tomaten, gefüllt	15
Tsatsiki	5
Weinblätter, gefüllt	8

Italienisch

	Nutry
Antipasti, 1 kl. Portion	7,5
Bruschetta, 1 St.	4
Cannelloni mit Gemüse-Füllung	10
Caprese (Tomaten mit Mozzarella und Basilikum)	4,5
Ciabatta mit Thunfisch	7
Gemischter Salat mit Essig-Öl-Dressing	2
Gnocchi in Tomatensoße	7,5
Gnocchi mit Gorgonzolasoße	14
Italienischer Salat mit Käse, Schinken, Thunfisch	10
Lasagne al forno (mit Hackfleisch)	16
Lasagne con spinaci (mit Spinat)	10
Meeresfrüchtesalat	8
Nudeln mit Gorgonzolasoße	18
Nudeln mit Thunfischsoße	10
Pizza Capricciosa	19
Pizza Margherita	14,5
Pizza Quattro Formaggi	19
Pizza Quattro Stagioni	18
Pizza Salami	17
Ravioli alla genovese	12,5
Risotto mit Fleisch und Gemüse	10,5
Saltimbocca mit Baguette	18
Spaghetti bolognese	13
Tiramisu, Dessert	9
Tortellini alla bolognese	20
Zabaione, Dessert	5

Mexikanisch

	Nutry
Burrito mit Bohnen	6,5
Burrito mit Fleisch und Käse	7,5
Camarones (Garnelen „Mexikanisch"), 3 St.	5
Chili con carne	7
Enchiladas (gefüllte Tortillas)	10,5
Ensalada de frutas (Fruchtsalat)	1
Fajitas mit Fleisch oder Käse	5
Fischsuppe	7
Guacamole, 1 kl. Portion	3
Huevos rancheros (Tortilla mit Rührei)	6,5
Tortillachips, 10 St.	1,5
Tortilla, gefüllt mit Hackfleisch/Hühnchen/Käse	10
Tortillasuppe	8

Glykämische Last (GL) kleiner 10 oder Kohlenhydratgehalt kleiner als 10 g/Portion

Typisch unterwegs

1 Portion/1 Stück, falls nicht anders angegeben

	Nutry
Baguette „Classic" (Schinken, Käse, Salat, Tomate)	11
Baguette „Salami" (Salami, Salat, Tomate)	8,5
Baguette mit Mozzarella und Tomaten	8,5
Blätterteigtaschen mit Spinat und Schafskäse	5,5
Clubsandwich	
- mit Geflügelfleisch	7
- mit Thunfisch	8
- mit Tomaten und Mozzarella	5
Crêpe Suzette	5
Döner mit Geflügelfleisch	11,5
Döner mit Kalb-/Rindfleisch	12
Donut	5
Falafel	8
Fischbrötchen	
- Backfisch-Baguette	11,5
- Bismarck-Baguette	5,5
- Matjes-Baguette	7
- Seelachs-Ei-Baguette	6,5
- Wikinger	14
- Bremer	9
Hot Dog	10
Lahmacun	6,5
Laugenbrezel/-brötchen	3
Pizza, 1 Ecke	4,5
Pizzabaguette	6

Anhang

Die Top-100-Lebensmittel-Tabelle

Schneiden Sie die Top-100-Lebensmittel-Tabelle aus und tragen Sie diese, beispielsweise in Ihrem Portemonnaie, immer bei sich.

Wochenplan mit Rezepten

Kochen Sie eine Woche nach unseren leckeren Rezepten.

Nutry- und Power-Nutry-Scheine

Schneiden Sie die Nutry- bzw. Power-Nutry-Scheine entlang der angegebenen Schnittkante aus.

Protokollblätter für Ihre Nutry-Bilanz

Tragen Sie täglich Ihre Nutry-Bilanz in die Protokollblätter ein.

Tipp

Ein Forum mit Fragen und Antworten rund um Nutropoly finden Sie auf unserer Homepage **www.nutropoly.de.** Besuchen Sie uns!

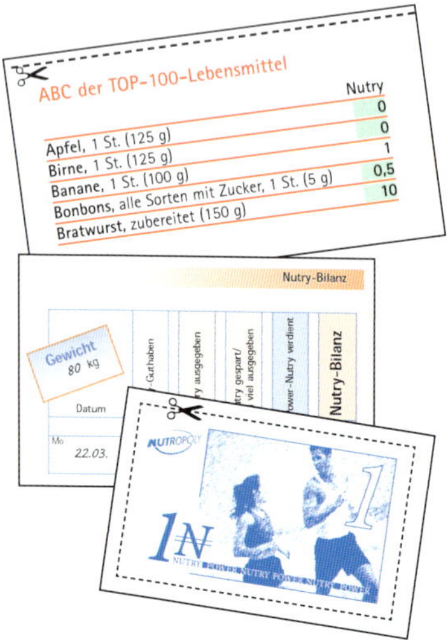

ABC der TOP-100-Lebensmittel

	Nutry
Apfel, 1 St. (125 g)	0
Birne, 1 St. (125 g)	0
Banane, 1 St. (100 g)	1
Bonbons, alle Sorten mit Zucker, 1 St. (5 g)	0,5
Bratwurst, zubereitet (150 g)	10
Bier, 1 Glas (200 ml)	1,5
Brot, alle Sorten, 1 Scheibe (45 g)	1,5
Brötchen, alle Sorten, 1 St. (45 g)	2
Butter, 1 EL (12 g)	2
Camembert, 1 kleine Ecke/30 g (60 % Fett i. Tr.)	2,5
Cappuccino mit Milch, 1 Tasse (150 ml)	1
Cappuccino mit Sahne, 1 Tasse (150 ml)	1,5
Colagetränke	2,5
Colagetränke, kalorienarm (Light-Getränke)	0
Cornflakes, 5 EL (20 g)	1,5
Crème Faîche/Schmand, 1 EL/15 g (ca. 40 % Fett)	1,5
Crêpe Suzette, 1 St.	5

	Nutry
Croissant, 1 St. (70 g)	7,5
Ei (Hühnerei), 1 St. (60 g)	2
Eis, 1 Kugel (75 g)	1,5
Eis, 1 Kugel in der Waffeltüte	2,5
Essig	0
Fruchtjoghurt, 1 Becher/150 g (3,5–3,8 % Fett)	2,5
Fruchtjoghurt, 1 Becher/150 g (10 % Fett)	4,5
Fruchtnektar, 1 Glas (200 ml)	2,5
Fruchtsaft, 1 Glas (200 ml)	1,5
Fruchtsaftschorle, 1 Glas (200 ml)	0,5
Früchtequark, 1 Schale (150 g)	3
Gemüsesaft	0
Gewürze und Kräuter	0
Gummibärchen, 5 St. (10 g)	0,5
Gurke, (150 g)	0
Hackfleisch vom Schwein (100 g)	5,5
Hähnchenbrustfilet, roh (150 g)	3

	Nutry
Honig/Kunsthonig, 1 TL (10 g)	0,5
Joghurt, pur, 1 Becher/150 g (3,5–3,8 % Fett)	2
Joghurt, pur, 1 Becher/150 g (10 % Fett)	4
Kakao, 1 Glas/200 ml (3,5–3,8 % Fett)	5
Kaffee	0
Kaffee mit Milch und/oder Zucker, 1 Tasse/150 ml	0,5
Kaffeesahne, 2 TL/kl. Dose (10 g)	0,5
Kartoffel, 1 St., groß (100 g)	1
Kartoffelchips, 12 St., 1 Hand voll (12 g)	1,5
Kaugummi mit Zucker, 3 St. (9 g)	0,5
Kaugummi ohne Zucker	0
Kekse, 1 St. (5 g)	0,5
Ketchup, 1 EL (15 g)	0,5
Konfitüre/Marmelade/Gelee, 1 EL (20 g)	1
Lachsschinken, 2 Scheiben (30 g)	0,5
Laugengebäck, 1 St. (50 g)	3
Limonaden, 1 Glas (200 ml)	1,5

	Nutry
Margarine, 1 EL (12 g)	2
Mehl, alle Sorten, Typ < 650, 1 EL (10 g)	0,5
Milch, 1 Glas/200 ml (1,5 % Fett)	2
Milch, 1 Glas/200 ml (3,5–3,8 % Fett)	3
Milchkaffee, 1 Tasse (300 ml)	2
Mohrrübe, Möhrensaft	0
Müsli, trocken, 2 EL (30 g)	1,5
Müsli-Riegel, 1 St. (25 g)	2
Nudeln, trocken (50 g)	3
Nudeln, gekocht (125 g)	3
Nuss-Nougat-Creme, 1 EL (20 g)	2
Obstkuchen aus Hefeteig, 1 St. (150 g)	5
Öl, 1 EL (12 g)	2,5
Paprika, Peperoni	0
Pizzaecke, 1 St.	4,5
Pommes frites, 1 Portion (150 g)	6,5
Popcorn, 1 Tüte klein (50 g)	3,0

	Nutry
Pudding, 1 Schale (150 g)	4
Putenschnitzel, roh (150 g)	2
Quark, 1 EL/30 g (ca. 50 % Fett)	1
Reis, geschält, gekocht, 2 EL geh. (60 g)	1,5
Reis, ungeschält/Naturreis, gekocht, 2 EL geh. (60 g)	1
Rindfleisch, roh (150 g)	5
Rührei (120 g)	4,5
Sahne, 1 EL (15 g) (ca. 30 % Fett)	1
Salami, 1 Scheibe (30 g)	2,5
Salat, ohne Dressing	0
Salat mit Öl-Essig-Dressing, 1 Schale (120 g)	1,5
Salat mit Salatsoße, 1 Schale (120 g)	2,5
Saure Sahne, 1 EL/15 g (ca. 30 % Fett)	1
Schinken, 1 Scheibe (30 g)	1
Schmelzkäse, 1 Scheibe/1 kl. Ecke/2 EL (45 % F. i. Tr.)	2
Schnittkäse, 1 Scheibe/30 g (ca. 45 % F. i. Tr.)	2,5
Schweinefleisch, roh (150 g)	6

	Nutry
Schokolade, 1 Stückchen (5 g)	0,5
Schokoriegel, 1 Riegel (45-60 g)	5-6
Senf	0
Spiegelei, 1 St. (65 g)	3
Stückchen, Teilchen, 1 St. (100 g)	6
Süßstoff (Saccharin, Cyclamat u. a.)	0
Tee, alle Sorten	0
Tee mit Milch und/oder Zucker, 1 Tasse (150 ml)	0,5
Toastbrot, 1 Scheibe (25 g)	1
Tomate, Tomatenmark, Tomatensaft	0
Wasser	0
Wein, 1Glas (200 ml)	3
Wiener Würstchen, 1 St. (70 g)	5
Zucker, 1 TL, 1 Würfel (5 g)	0,5
Zwiebeln	0

Rezepte/Wochenplan

Auf den folgenden Seiten finden Sie einige Rezepte, die wir zu einem Wochenplan zusammengestellt haben. Was aber haben Pläne mit Nutropoly zu tun? War nicht immer die Rede vom „Du-darfst-Prinzip"? Das „Du-darfst-Prinzip" gilt natürlich auch weiterhin. In der Entwicklungsphase von Nutropoly wurden wir jedoch häufiger gefragt, wie man beispielsweise mit 25 Nutry für einen Tag auskommen soll, und wie man dabei vor allem noch sparen soll. Die Rezepte bzw. der Wochenplan sind unsere Antwort, sie zeigen Ihnen, dass Sie mit Nutropoly reichhaltige Tagesmenüs zusammenstellen können. Und das Gute: für einen Tag geben Sie maximal 16 Nutry aus. Das reicht, um richtig satt zu werden.

Daneben gibt es noch einige Besonderheiten an diesen Rezepten:

- Sie sind reich an gesunden Ballaststoffen.
- Der Blutzuckerspiegel wird nur unwesentlich in die Höhe getrieben, dadurch bleibt der Insulinspiegel niedrig.
- Die Folge: der Appetit auf „Süßes" nimmt ab und Ihr Körper mobilisiert die Fettdepots.

Wenn Sie diese Woche, so wie hier beschrieben, umsetzen, nehmen Sie voraussichtlich drei bis vier Kilogramm ab. Unterstützen können Sie dies noch zusätzlich durch Bewegung und das Verdienen von Power-Nutrys (→ S. 23 ff.). Danach gibt es mehrere Möglichkeiten, um weiter abzunehmen.

1. Sie berücksichtigen die grundsätzlichen Empfehlungen am Ende der Tagespläne (→ S. 136) weiterhin so gut wie möglich.
2. Sie laden sich auf unserer Homepage www.nutropoly.de weitere Wochenpläne herunter.
3. Sie halten sich konsequent an die Nahrungsmittel mit grün hinterlegten Preisen in der Nutry-Preisliste.

Wichtig:
Wenn Sie diese(n) Wochenplan(pläne) durchführen, müssen Sie viel trinken. Es sollten mindestens zwei, besser drei Liter sein: Mineralwasser, Kräutertee oder Grüner Tee.
In den ersten Tagen könnten Sie sich möglicherweise durch die ungewohnte Umstellung der Ernährung etwas müde, vielleicht auch etwas schlapp fühlen. Das vergeht jedoch sehr schnell. Sie werden sich nach dieser Phase extrem wohl und leistungsfähig fühlen.

Wenn Ihre Familie mitmachen will ohne abzunehmen, dann servieren Sie die Gerichte mit kohlenhydrathaltigen Beilagen wie Vollkornbrot, Nudeln, Kartoffeln oder Reis.

Wichtig!

Getränke zu jeder Mahlzeit:

Grüner Tee, Kräutertee, Mineralwasser (zum Abendessen nur Kräutertee und Mineralwasser)

Montag	Nutry
Frühstück	3,5
Gemüseomelett	
1 Glas (150 ml) Gemüsesaft	
Zwischenmahlzeit	1
Joghurt mit Beerenfruchtmus	
Mittagessen	6
Griechischer Salat	
Zwischenmahlzeit	1,5
10 Mandeln	
Abendessen	4
Buntes Gemüse mit Huhn	

Dienstag	
Frühstück	3
Hüttenkäse mit Fruchtmus	
Zwischenmahlzeit	0
1 Birne	
Mittagessen	4,5
Hähnchen-Pilz-Salat	
Zwischenmahlzeit	1,5
10 Mandeln	
Abendessen	4
Puten-Gemüse-Pfanne	

Mittwoch	
Frühstück	3
Rührei mit Tomaten	
1 Glas (150 ml) Gemüsesaft	
Zwischenmahlzeit	0
1 Birne	
Mittagessen	4
Bunter Gemüsesalat mit Pute	
Zwischenmahlzeit	1,5
10 Mandeln	
Abendessen	7,5
Lachsfilet auf Spinat	

Donnerstag	Nutry
Frühstück	3
Hüttenkäse mit Fruchtmus	
Zwischenmahlzeit	1
Joghurt mit Beerenfruchtmus	
Mittagessen	3,5
Salat mit Pilzen und Tofu	
Zwischenmahlzeit	1,5
10 Mandeln	
Abendessen	4
Ratatouille mit Putenbrust	

Freitag	
Frühstück	3,5
Gemüseomelett	
Zwischenmahlzeit	0
1 Birne	
Mittagessen	3,5
Asiatischer Hähnchensalat	
Zwischenmahlzeit	1,5
10 Mandeln	
Abendessen	5,5
Gemüsepfanne mit Lachs	

Samstag	
Frühstück	3,5
Erdbeer-Quark	
Zwischenmahlzeit	1
Joghurt mit Beerenmus	
Mittagessen	2,5
Gebratener Tofu auf Salat	
Zwischenmahlzeit	1,5
10 Mandeln	
Abendessen	6
Asiatisches Puten-geschnetzeltes	

Sonntag	Nutry
Frühstück	3,5
Gemüseomelett 1 Glas (150 ml) Gemüsesaft	
Zwischenmahlzeit	1
Joghurt mit Beerenmus	
Mittagessen	4
Bunter Salat mit Schafskäse	
Zwischenmahlzeit	1,5
10 Mandeln	
Abendessen	5,5
Tomaten-Pilz-Gemüse mit gebratenem Lachs	

Rezepte

♦ Frühstück

Wenn nicht anders angegeben, beziehen sich die empfohlenen Mengen auf eine Portion.

Gemüseomelett — 3,5 Nutry

3 Eiweiß/1 Eigelb
3 Cocktail-Tomaten
1 Lauchzwiebel
2 Pilze (Champignons oder Shiitake)
Gehackte Kräuter (z. B. Petersilie, Schnittlauch)
Salz, Pfeffer
1 EL frisch geriebener Käse (fettarm)

Tomaten vierteln, Pilze in feine Streifen und Lauchzwiebel in Ringe schneiden. Eine beschichtete Pfanne mit etwas Olivenöl auspinseln und das Gemüse leicht anbraten. 3 Eiweiß und 1 Eigelb mit den Kräutern sowie Salz und Pfeffer verquirlen und über das Gemüse geben. Sobald die Masse stockt, den geriebenen Käse auf eine Hälfte streuen und die andere Hälfte des Omeletts darüber klappen. **Tipp:** Statt Pilze oder Tomaten können Sie auch eine halbe kleingewürfelte Paprika verwenden.

Hüttenkäse mit Fruchtmus — 3 Nutry

125 g körniger Frischkäse (fettarm)
2 EL Himbeeren (frisch oder tiefgekühlt)
2 EL Heidelbeeren (frisch oder tiefgekühlt)
3 Erdbeeren (frisch oder tiefgekühlt)

Die Früchte mit einem Pürierstab pürieren. Fruchtmus mit dem Hüttenkäse mischen.

Rührei mit Tomaten

3 Nutry

3 Eiweiß/1 Eigelb
3 Cocktail-Tomaten
Gehackte Kräuter (z. B. Petersilie, Schnittlauch)
Salz, Pfeffer

Tomaten vierteln, Eier verquirlen, Tomaten und Kräuter hinzufügen. Eine beschichtete Pfanne mit etwas Olivenöl auspinseln und die Masse braten. Mit Salz und Pfeffer würzen.
Tipp: Sie können auch fertige Kräutermischungen (z. B. Tiefkühlmischungen) verwenden.

Erdbeer-Quark

3,5 Nutry

150 g Erdbeeren (frisch oder tiefgekühlt)
120 g (4 EL) Magerquark
1 Becher (150 g) Joghurt (0,3 % Fett)

Die Hälfte der Erdbeeren pürieren und mit dem Quark vermischen. Die andere Hälfte der Erdbeeren klein schneiden und untermischen.

♦ Zwischenmahlzeiten

Wenn nicht anders angegeben, beziehen sich die empfohlenen Mengen auf eine Portion.

Joghurt mit Beerenmus

1 Nutry

1 Becher (150 g) Joghurt (0,3 % Fett)
2 EL Himbeeren (frisch oder tiefgekühlt)
2 EL Heidelbeeren (frisch oder tiefgekühlt)
3 Erdbeeren (frisch oder tiefgekühlt)

Die Früchte mit einem Pürierstab pürieren. Das Fruchtmus mit dem Joghurt verrühren.

♦ Mittagessen

Wenn nicht anders angegeben, beziehen sich die empfohlenen Mengen auf eine Portion.
Die Mittagsmahlzeit besteht aus Salat und einer eiweißhaltigen Beilage: Geflügel, Fisch oder Tofu. Vegetarier können hier den Anteil an tierischem Eiweiß grundsätzlich gegen Tofu austauschen. Die Mittagsmahlzeit kann auch zu Hause vorbereitet und bequem mit zur Arbeit genommen werden.
Verwenden Sie bei den Geflügelrezepten stets Geflügel ohne Haut.

Dressing

Dressings können Sie direkt in größeren Mengen herstellen. Bewahren Sie die Dressings in luftdicht verschließbaren Gläsern (z. B. Marmeladengläser) im Kühlschrank auf. Vor dem Verwenden das Dressing kurz schütteln.

Achtung: Dressings sind wahre Kalorienbomben! Bitte halten Sie sich unbedingt an die Portionsangaben. Verwenden Sie für jeden Salat nur eine Portion.

Zitronen-Schnittlauch-Dressing (ergibt 12 Portionen, 1 EL = 1 Portion) — 2 Nutry /Portion

6 EL Leinöl
12 EL Zitronensaft
1 TL Ahornsirup
Salz, Pfeffer
3 EL Schnittlauch

Schnittlauch fein hacken. Öl, Zitronensaft, Ahornsirup und Schnittlauch in ein verschließbares Glas geben und schütteln. Mit Salz und Pfeffer abschmecken.

Essig-Öl-Dressing mit Basilikum (ergibt 10 Portionen, 1 EL = 1 Portion) — 1,5 Nutry /Portion

5 EL Olivenöl
5 EL Weißweinessig
4 EL gehackte Basilikumblätter (bzw. andere Kräuter)
Salz, Pfeffer

Alle Zutaten in ein luftdicht verschließbares Glas (z. B Marmeladenglas) geben, Deckel drauf und schütteln. Im Kühlschrank aufbewahren und vor der Entnahme jeder Portion gut schütteln.

French-Dressing
(ergibt 8 Portionen, 1 EL = 1 Portion) — 2 Nutry /Portion

2 EL Weißweinessig
2 TL Senf
1 TL Ahornsirup
6 EL Olivenöl
1 EL frische, gehackte Kräuter (Schnittlauch, Basilikum, Dill)
Salz, Pfeffer

Alle Zutaten in ein luftdicht verschließbares Glas geben, Deckel drauf und schütteln. Im Kühlschrank aufbewahren und vor der Entnahme jeder Portion gut schütteln.

Joghurt-Dressing
(ergibt 5 Portionen, 2 EL = 1 Portion) — 0,5 Nutry /Portion

75 g Joghurt 0,3% Fett
1 EL Zitronensaft
1 EL Leinöl
Salz, Pfeffer
3 EL Kräuter (Schnittlauch, Dill, Petersilie)

Joghurt mit Zitronensaft, Leinöl, Salz und Pfeffer mischen. Die Kräuter hacken, dazugeben und abschmecken.

Salate

Wenn nicht anders angegeben, beziehen sich die empfohlenen Mengen auf eine Portion.

Griechischer Salat — 6 Nutry

100 g Blattsalat
1 Tomate
1 kl. Gurke
1 Lauchzwiebel
30 g Feta
5 schwarze Oliven (ungefüllt)
100 g Lachsfilet
Salz, Pfeffer

Das Lachsfilet auf beiden Seiten braten, salzen und pfeffern und abkühlen lassen. Den Salat und das Gemüse waschen und kleinschneiden, den Feta würfeln, die Oliven in Ringe schneiden. Alles mischen, eine Portion Dressing nach Wahl zufügen und den Lachs in Streifen darüber legen.

Hähnchen-Pilz-Salat

4,5 Nutry

150 g Hähnchenbrustfilet
1 TL geröstete Sesamkörner
2 EL Weißweinessig
50 ml Gemüsebrühe (instant)
1 EL süß-scharfe Chilisoße
10 Champignons (oder Shiitake)
1 rote Paprika
1 kleiner Kopfsalat
1 TL Sesamöl
Salz

Sesam in einer Pfanne ohne Fett goldgelb rösten. Herausnehmen und mit Essig, Hühnerbrühe, Chilisoße und etwas Salz verrühren. Hähnchenfleisch in 2 cm dicke Würfel schneiden und in einer mit Öl ausgepinselten Pfanne unter Rühren etwa 4–5 Minuten braten und salzen. Das Fleisch herausnehmen und beiseite stellen. Pilze putzen, die Stiele entfernen. Pilzkappen halbieren, kleine ganz lassen. Paprika waschen, halbieren, entkernen und in Stücke schneiden. Salat gründlich abspülen, trocken schleudern und die Salatblätter quer in etwa 2 cm breite Streifen schneiden. Pilze in Öl etwa 4 Minuten unter Rühren anbraten. Zum Schluss Fleisch und Paprika dazugeben. Die Mischung auf den Salat verteilen und mit der Soße begießen.
Tipp: Huhn und Gemüse schon am Vorabend vorbereiten. Salat mit Huhn und Gemüsebeilage erst kurz vor dem Verzehr anrichten.

Bunter Gemüsesalat mit Pute

4 Nutry

150 g Putenbrustfilet
1 rote Paprika
1 gelbe Paprika
1/2 Zucchini
1 Dose Artischockenherzen
1 EL Senf
Saft einer halben Zitrone
1 TL Olivenöl
Kräuter der Provence
Salz, Pfeffer
Dressing:
1 TL Olivenöl
2 EL Weißweinessig
1 TL Ahornsirup
Salz, Pfeffer
Saft einer halben Zitrone

Putenbrust klein schneiden und in dem Saft einer halben Zitrone und Senf kurz marinieren. Paprika und Zucchini waschen, Paprika in große Würfel, Zucchini in Scheiben schneiden. Artischockenherzen gut abtropfen lassen und vierteln. In einer beschichteten Pfanne 1 TL Öl erhitzen und das Gemüse etwas anbraten (**Tipp:** am besten alle Gemüsesorten nacheinander kurz anrösten). In eine Schüssel geben, abkühlen lassen, mit Pfeffer, Salz und Kräutern nach Geschmack würzen. Fleisch in einer beschichteten und mit Öl ausgepinselten Pfanne schön braun braten. Kurz vor Ende der Garzeit das Fleisch salzen und pfeffern und mit dem Gemüse mischen.
Dressing: Olivenöl, Zitrone und Weißweinessig mit Ahornsirup, Pfeffer und Salz gut mischen, dann über Gemüse und Fleisch geben. Mindestens eine Viertelstunde ziehen lassen, dann servieren.

Salat mit Pilzen und Tofu

3,5 Nutry

10 Champignons
100 g Eisbergsalat
1 Tomate
1 Tasse Sojasprossen (Mungobohnensprossen), frisch oder aus dem Glas, gut abtropfen lassen
100 g Tofu
1 EL helle Sojasoße
Salz, Pfeffer
1 TL Zitronensaft
1 TL Olivenöl

Den Tofu in Würfel schneiden und in Sojasoße, Zitronensaft, Salz und Pfeffer kurz marinieren. Anschließend die Tofuwürfel in einer mit Öl ausgepinselten Pfanne von allen Seiten goldgelb anbraten und abkühlen lassen. Gemüse und Salat waschen, Eisbergsalat, Pilze und Tomate klein schneiden, alles mischen. Tofuwürfel mit den Sojasprossen auf dem Salat anrichten. Eine Portion Dressing nach Wahl zufügen.
Tipp: Bereiten Sie den Salat bereits am Vorabend zu. Fügen Sie das Dressing aber erst kurz vor dem Verzehr hinzu.

Asiatischer Hähnchensalat

3,5 Nutry

150 g Hähnchenbrustfilet
1 Lauchzwiebel
1 rote Paprika
1 Möhre
1 TL süß-scharfe Chilisoße
50 ml Gemüsebrühe (instant)
3 EL Weißweinessig
1/2 TL geröstete Sesamkörner
1 TL Sesamöl
Salz, Pfeffer

Lauchzwiebeln in feine Ringe schneiden, Paprika würfeln, Möhre in sehr dünne Streifen schneiden. Hähnchenbrust würfeln und in einer beschichteten und mit Öl ausgepinselten Pfanne anbraten. Mit Salz und Pfeffer würzen. Das Fleisch herausnehmen und den Bratensatz mit Gemüsebrühe ablöschen. Essig, Sesamöl und Chilisoße hinzufügen und verrühren. Abschmecken und mit Salat, Gemüse und Hähnchenbrust mischen. Mit den Sesamsamen bestreuen.

Gebratener Tofu auf Salat

2,5 Nutry

1 rote Paprika
100 g Eisbergsalat
1 Tomate
50 g Sojasprossen (Mungobohnensprossen), frisch oder aus dem Glas
150 g Tofu
1 EL helle Sojasoße
Salz, Pfeffer
1 TL Zitronensaft
1 TL Sesamöl

Den Tofu in Würfel schneiden und in Sojasoße, Zitronensaft, Salz und Pfeffer kurz marinieren. Eine beschichtete Pfanne mit dem Sesamöl erhitzen und die Tofuwürfel goldgelb anbraten. Paprika würfeln, Eisbergsalat und Tomate klein schneiden, alles mischen. Tofuwürfel mit den Sojasprossen auf dem Salatgemüse anrichten. Eine Portion Dressing nach Wahl zufügen.

Bunter Salat mit Schafskäse

4 Nutry

1 kl. Gurke
1 Tomate
1 Möhre
1 rote Paprika
1 Lauchzwiebel
1 Knoblauchzehe
30 g fettarmer Feta
1/2 TL geröstete Sesamkörner
1/2 TL geröstete Sonnenblumenkerne

Salatgurke, Tomate, Möhre und Paprika würfeln. Lauchzwiebel und Knoblauchzehe hacken. Das Gemüse mit Zwiebeln und Knoblauch in einer Schüssel mischen. Den Feta fein zerbröselt über den Salat geben. Eine Portion Dressing nach Wahl zufügen.

♦ Abendessen

Wenn nicht anders angegeben, beziehen sich die empfohlenen Mengen auf eine Portion.

Buntes Gemüse mit Huhn

4 Nutry

150 g Hähnchenbrustfilet
100 g Brokkoli
1 Lauchzwiebel
1 gelbe Paprika
1 rote Paprika
100 ml Gemüsebrühe (instant)
1 EL helle Sojasoße
1 TL Olivenöl
Salz, Pfeffer, Chilipulver

Hähnchenbrustfilet waschen und würfeln. Lauchzwiebel in feine Ringe, Paprika in größere Stücke schneiden, Brokkoli in kleine Röschen zerteilen. Das Fleisch in einer mit Olivenöl ausgepinselten Pfanne anbraten, mit Salz und Pfeffer würzen, herausnehmen und warm stellen. Lauchzwiebeln, Brokkoli und Paprika in der gleichen Pfanne anbraten und mit der Gemüsebrühe ablöschen. Fleisch hinzufügen, 10 Minuten auf kleiner Flamme köcheln und mit Salz, Pfeffer, Sojasoße und etwas Chili abschmecken.

Puten-Gemüse-Pfanne

4 Nutry

150 g Putenbrustfilet
1 rote Paprika
1 kleine Zwiebel
1 kleine Zucchini
5 Champignons
1 TL Olivenöl
1 TL Thymian (frisch oder getrocknet)
1 Tasse Gemüsebrühe (instant)
1 EL Tomatenmark
Salz, Pfeffer

Das Putenbrustfilet würfeln und zusammen mit der kleingeschnittenen Zwiebel in einer mit Öl ausgepinselten Pfanne anbraten. Dann das restliche Gemüse klein schneiden und mit dem Thymian hinzugeben und kurz anbraten. Das Tomatenmark mit der Gemüsebrühe verrühren und die Mischung in die Pfanne geben. 5–10 Minuten köcheln lassen und mit Salz und Pfeffer würzen.

Lachsfilet auf Spinat

7,5 Nutry

150 g Lachs (frisch oder tiefgekühlt)
250 g Blattspinat (frisch oder tiefgekühlt)
2 Tomaten
1 kleine rote Zwiebel
100 ml Gemüsebrühe (instant)
1 TL Olivenöl
2 EL Zitronensaft
Salz, Pfeffer, Muskat
30 g fettarmer Parmesan, gerieben

Die Zwiebelwürfel in heißem Öl anbraten. Den Spinat und die Gemüsebrühe hinzugeben und kurz aufkochen. Mit Salz, Pfeffer und Muskat würzen.
Die Tomaten mit kochendem Wasser übergießen, die Haut entfernen und in Scheiben schneiden. Den Spinat in eine Auflaufform füllen und den Lachs und die Tomaten darauf verteilen. Mit Zitronensaft, Salz und Pfeffer würzen.
Die Auflaufform mit einer Alufolie bedecken und den Fisch 20–25 Minuten bei 180 Grad im Backofen garen lassen. Dann die Alufolie entfernen, den Käse darüber streuen und weitere fünf Minuten überbacken.
Tipp: Statt Lachs können Sie auch Kabeljau verwenden.

Ratatouille mit Putenbruststreifen

4 Nutry

150 g Putenbrustfilet
1 kl. Aubergine
1 Paprika
1/2 Zucchini
100 g Broccoli
1 rote Zwiebel
1 TL Olivenöl
1/2 Knoblauchzehe
Salz, Pfeffer
Kräuter der Provence
1 Tasse Gemüsebrühe (instant)
250 ml passierte Tomaten
2 EL Tomatenmark
1 EL weißer Balsamico-Essig
1 TL helle Sojasoße

Putenbrust in dünne Streifen schneiden. Aubergine, Paprika, Zucchini, Broccoli und Zwiebel klein schneiden und in einem mit Öl ausgepinselten Topf anbraten. Mit der gehackten Knoblauchzehe, Salz, Pfeffer und Kräutern würzen. Passierte Tomaten, Gemüsebrühe und Tomatenmark hinzugeben und 10–15 Minuten schmoren lassen. In der Zwischenzeit eine mit Öl ausgepinselte Pfanne erhitzen und die Putenbruststreifen scharf anbraten. Mit Balsamico und Sojasoße ablöschen, salzen und pfeffern und zum Ratatouille servieren.

Gemüsepfanne mit Lachs

5,5 Nutry

150 g Lachsfilet
100 g Brokkoli
1 Lauchzwiebel
1 gelbe Paprika
1 rote Paprika
4 EL Zitronensaft
100 ml Gemüsebrühe (instant)
1 EL helle Sojasoße
1 TL Olivenöl
Salz, Pfeffer, Chilipulver

Lachs in Streifen schneiden und mit Zitronensaft beträufeln. Lauchzwiebel in feine Ringe, Paprika in größere Stücke schneiden, Brokkoli in kleine Röschen zerteilen. Den Lachs in einer mit Olivenöl ausgepinselten Pfanne auf beiden Seiten 5–7 Minuten braten und mit Salz und Pfeffer würzen. Den Fisch aus der Pfanne herausnehmen und warm stellen. Lauchzwiebeln, Brokkoli und Paprika in der gleichen Pfanne anbraten und mit der Gemüsebrühe ablöschen. Fisch hinzufügen und mit Salz, Pfeffer, Sojasoße und etwas Chili abschmecken.
Tipp: Statt Lachs können Sie auch Kabeljau verwenden.

Asiatisches Putengeschnetzeltes **6 Nutry**

150 g Putenbrustfilet
1 kleine rote Zwiebel
10 frische Champignons
1 rote Paprika
50 g Sojasprossen (Mungobohnensprossen), frisch oder aus dem Glas, gut abtropfen lassen
1 EL helle Sojasoße
1/2 TL Ahornsirup
1 TL Sesamöl
200 ml Gemüsebrühe (instant)
1/2 Teelöffel gelbe Currypaste, Salz, Pfeffer

Putenbrust in dünne Streifen schneiden. Zwiebeln in Ringe schneiden, Champignons vierteln und Paprika würfeln. Eine beschichtete, mit Öl auspinselte Pfanne erhitzen und die Zwiebeln anbraten. Anschließend Paprika, Pilze und die Sojabohnensprossen zugeben, kurz anbraten, mit Salz würzen und aus der Pfanne nehmen. Das Putenfleisch in der gleichen Pfanne anbraten bis es gar ist. Das Gemüse wieder zugeben und die Gemüsebrühe zusammen mit der Sojasoße, dem Ahornsirup und der Curry-Paste hinzufügen. Alles unter Rühren kurz aufkochen lassen und mit Salz abschmecken.

Tomaten-Pilz-Gemüse mit gebratenem Lachs **5,5 Nutry**

150 g Lachsfilet
15 Champignons
1 Paprika
2 Tomaten
1 Zwiebel
1 TL Olivenöl
1 EL weißer Balsamico-Essig
einige Blatt Basilikum
Salz, Pfeffer

Die Tomaten mit heißem Wasser überbrühen und häuten, in Würfel schneiden. Zwiebel würfeln und in einer mit Öl ausgepinselten Pfanne andünsten. Die Tomaten dazu geben, mit Essig, Salz und Pfeffer würzen und ca. 5 Minuten köcheln lassen (evtl. etwas Wasser zugeben). Den Lachs in einer mit Öl ausgepinselten Pfanne von beiden Seiten braten, salzen und pfeffern. Pilze klein schneiden und zu den Tomaten geben, ca. 5 Minuten weiter köcheln lassen. Tomaten-Gemüse neben dem Lachs anrichten und mit Basilikumblättern garnieren.

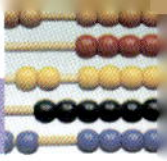

Was Sie im Haus haben sollten:

Kräuter/Gewürze/Würzmittel/Soßen

Kräuter (Petersilie, Schnittlauch, Thymian, Basilikum) frisch, tiefgekühlt oder getrocknet
Salz, Pfeffer, Muskat, Chilipulver
Kräuter der Provence
Knoblauch, Senf
Gemüsebrühe (instant)
Helle Sojasoße
Gelbe Currypaste
Süß-scharfe Chilisoße
Ahornsirup, Tomatenmark

Essig/Öl

Weißweinessig
Weißer Balsamico-Essig
Olivenöl, Sesamöl, Leinöl

Obst/Gemüse

Himbeeren, Heidelbeeren, Erdbeeren (frisch o. tiefgekühlt)
Schwarze Oliven, ungefüllt
Zitronen, Birnen

Getränke

Gemüsesaft
Grüner Tee, Kräutertee
Mineralwasser

Nüsse/Samen

Mandeln, Sesamkörner
Sonnenblumenkerne

Für die ganze Woche:

Eier
Geriebener Käse, fettarm
Magerquark
Magerjoghurt (0,3 % Fett)
Feta, fettarm
Körniger Frischkäse, fettarm
Parmesan, fettarm
Artischockenherzen
Cocktailtomaten
Lauchzwiebeln

Tag 1+2

1 kl. Zwiebel
Champignons oder Shiitake
Blattsalat
1 kl. Zucchini
1 Tomate, 1 kl. Gurke
Brokkoli
1 gelbe, 3 rote Paprika
1 kl. Kopfsalat
100 g Lachsfilet
300 g Hähnchenbrustfilet
150 g Putenbrustfilet

Tag 3+4

2 rote, 1 gelbe Paprika
1 Zucchini
Blattspinat (frisch o. tiefgekühlt)
3 Tomaten, 2 kl. rote Zwiebeln
Champignons oder Shiitake
Eisbergsalat
1 kl. Aubergine
Brokkoli
Sojasprossen oder Mungobohnensprossen
Passierte Tomaten
300 g Putenbrustfilet
150 g Lachsfilet
100 g Tofu

Tag 5+6

4 rote, 1 gelbe Paprika
Brokkoli, 1 Möhre
Champignons oder Shiitake
Eisbergsalat
1 kl. rote Zwiebel, 1 Tomate
Soja oder Mungobohnensprossen
150 g Hähnchenbrustfilet
150 g Lachsfilet
150 g Tofu
150 g Putenbrustfilet

Tag 7

Champignons oder Shiitake
1 kl. Gurke, 3 Tomaten
1 Möhre, 2 rote Paprika
1 Zwiebel
150 g Lachs

Was Sie in dieser Woche nicht essen und trinken dürfen

Prinzipiell sollten Sie sich an diesen Ernährungsplan halten. Alle Lebensmittel, die rasch den Zuckerspiegel im Blut ansteigen lassen, müssen Sie in dieser Woche unbedingt vermeiden.

Alle zuckerhaltigen Nahrungsmittel:
Kuchen
Gebäck
Süßwaren aller Art
alle Brotsorten
Eiscreme
Reis
Nudeln
Alkohol
einige Obst- und Gemüsesorten
Kartoffeln
Mais
Bananen
Obstkonserven
Käsesorten, die nicht im Ernährungsplan aufgeführt sind
Fleisch- und Wurstwaren, die nicht in diesem Ernährungsplan aufgeführt sind

Kaufen Sie frische Waren, am besten aus biologischem Anbau.

„Notfall": Restaurant

Falls sich der Restaurantbesuch in dieser Woche nicht vermeiden lässt, finden Sie hier einige Tipps, die Ihnen helfen:

Bestellen Sie im Restaurant einen Gemüseteller mit gegrilltem, magerem Fleisch.
Bestellen Sie Salate ohne Dressing, lassen Sie sich Öl und Essig bringen und machen Sie Ihren Salat selbst an.
Und: Hände weg vom Brotkorb!

Gewicht kg Datum	Nutry-Guthaben		Nutry ausgegeben		Nutry gespart/ zu viel ausgegeben		Power-Nutry verdient		**Nutry-Bilanz**
					+/-				**+/-**
Mo		-		=		+		=	
Di		-		=		+		=	
Mi		-		=		+		=	
Do		-		=		+		=	
Fr		-		=		+		=	
Sa		-		=		+		=	
So		-		=		+		=	

Summe

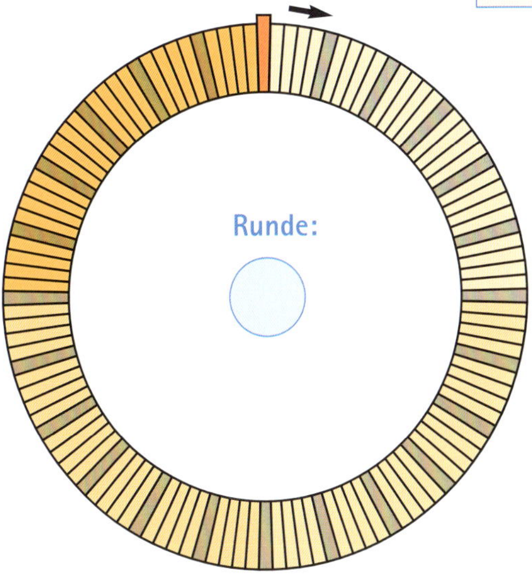

Gewicht
kg

Datum	Nutry-Guthaben		Nutry ausgegeben		Nutry gespart/ zu viel ausgegeben		Power-Nutry verdient		**Nutry-Bilanz**
					+/-				+/-
Mo		-		=		+		=	
Di		-		=		+		=	
Mi		-		=		+		=	
Do		-		=		+		=	
Fr		-		=		+		=	
Sa		-		=		+		=	
So		-		=		+		=	

Summe

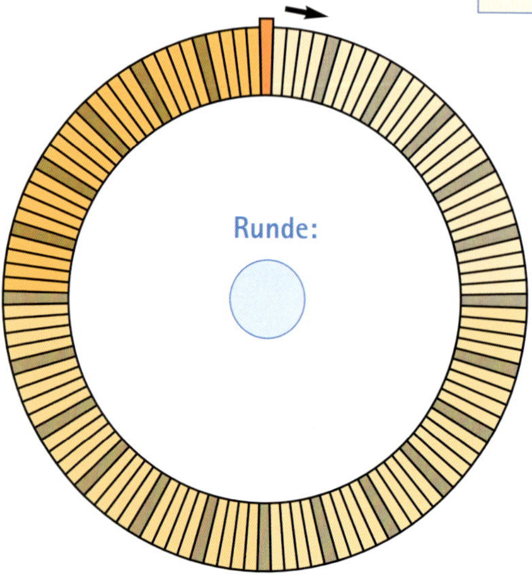

Gewicht kg / Datum	Nutry-Guthaben		Nutry ausgegeben		Nutry gespart/ zu viel ausgegeben		Power-Nutry verdient		Nutry-Bilanz
					+/-				+/-
Mo		–		=		+		=	
Di		–		=		+		=	
Mi		–		=		+		=	
Do		–		=		+		=	
Fr		–		=		+		=	
Sa		–		=		+		=	
So		–		=		+		=	
Summe									

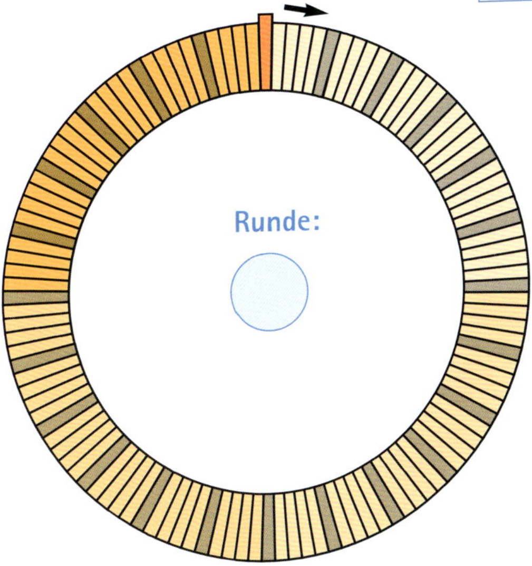

Gewicht kg Datum	Nutry-Guthaben		Nutry ausgegeben		Nutry gespart/ zu viel ausgegeben		Power-Nutry verdient		Nutry-Bilanz
					+/-				+/-
Mo		-		=		+		=	
Di		-		=		+		=	
Mi		-		=		+		=	
Do		-		=		+		=	
Fr		-		=		+		=	
Sa		-		=		+		=	
So		-		=		+		=	

Summe

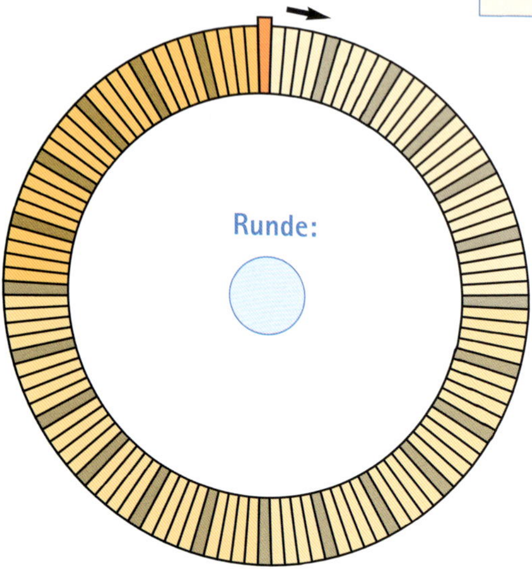

Gewicht
kg

Datum	Nutry-Guthaben		Nutry ausgegeben		Nutry gespart/ zu viel ausgegeben		Power-Nutry verdient		**Nutry-Bilanz**
					+/-				+/-
Mo		-		=		+		=	
Di		-		=		+		=	
Mi		-		=		+		=	
Do		-		=		+		=	
Fr		-		=		+		=	
Sa		-		=		+		=	
So		-		=		+		=	

Summe

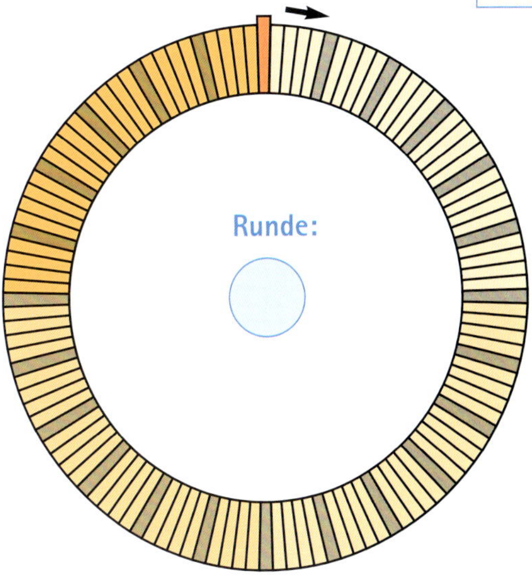

Gewicht kg Datum	Nutry-Guthaben		Nutry ausgegeben		Nutry gespart/ zu viel ausgegeben		Power-Nutry verdient		Nutry-Bilanz
					+/-				+/-
Mo		-		=		+		=	
Di		-		=		+		=	
Mi		-		=		+		=	
Do		-		=		+		=	
Fr		-		=		+		=	
Sa		-		=		+		=	
So		-		=		+		=	
Summe									

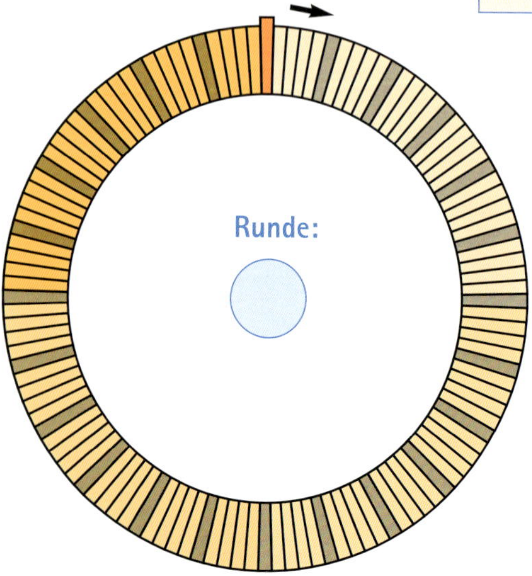

Gewicht kg

Datum	Nutry-Guthaben		Nutry ausgegeben		Nutry gespart/ zu viel ausgegeben		Power-Nutry verdient		Nutry-Bilanz
					+/-				+/-
Mo		-		=		+		=	
Di		-		=		+		=	
Mi		-		=		+		=	
Do		-		=		+		=	
Fr		-		=		+		=	
Sa		-		=		+		=	
So		-		=		+		=	

Summe

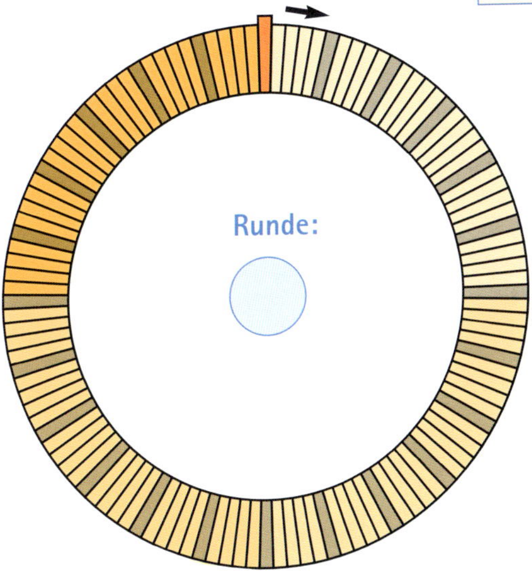

Gewicht kg / Datum	Nutry-Guthaben		Nutry ausgegeben		Nutry gespart/ zu viel ausgegeben		Power-Nutry verdient		Nutry-Bilanz
					+/-				+/-
Mo		-		=		+		=	
Di		-		=		+		=	
Mi		-		=		+		=	
Do		-		=		+		=	
Fr		-		=		+		=	
Sa		-		=		+		=	
So		-		=		+		=	
Summe									

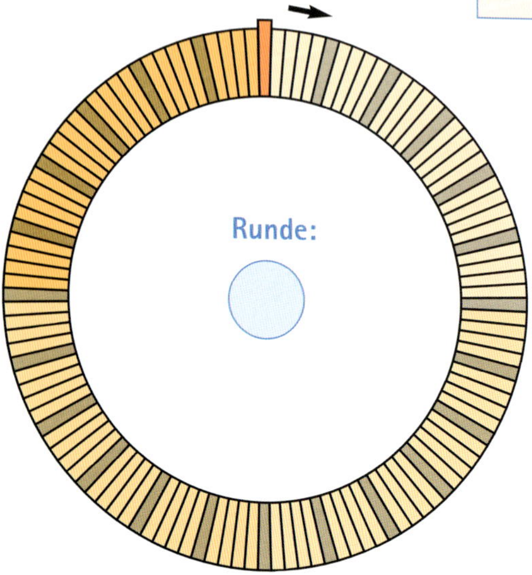

Gewicht kg Datum	Nutry-Guthaben		Nutry ausgegeben		Nutry gespart/ zu viel ausgegeben		Power-Nutry verdient		Nutry-Bilanz
					+/-				+/-
Mo		-		=		+		=	
Di		-		=		+		=	
Mi		-		=		+		=	
Do		-		=		+		=	
Fr		-		=		+		=	
Sa		-		=		+		=	
So		-		=		+		=	

Summe

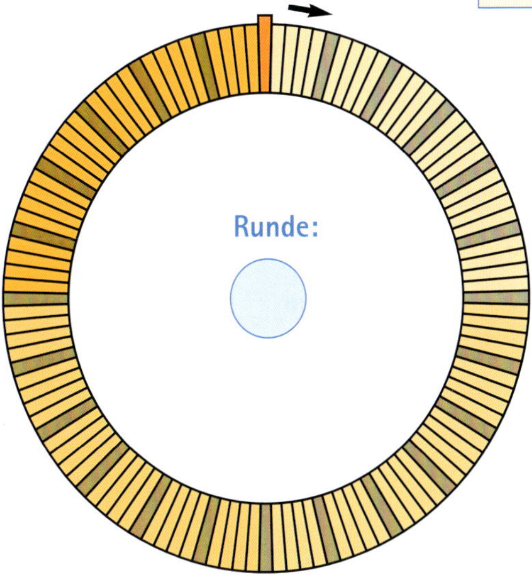

Gewicht kg Datum	Nutry-Guthaben		Nutry ausgegeben		Nutry gespart/ zu viel ausgegeben		Power-Nutry verdient		**Nutry-Bilanz**
					+/-				+/-
Mo		-		=		+		=	
Di		-		=		+		=	
Mi		-		=		+		=	
Do		-		=		+		=	
Fr		-		=		+		=	
Sa		-		=		+		=	
So		-		=		+		=	
Summe									

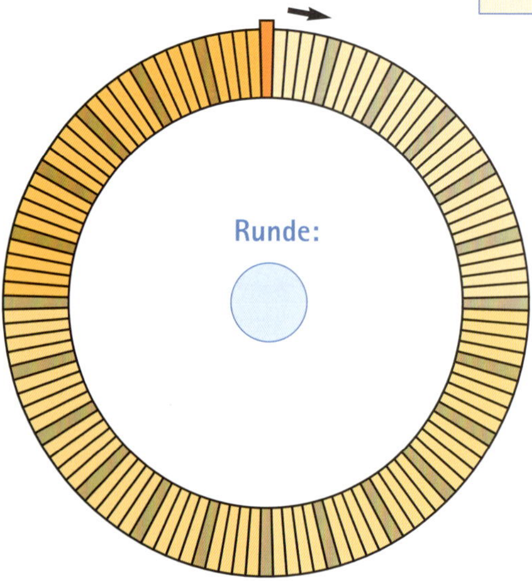

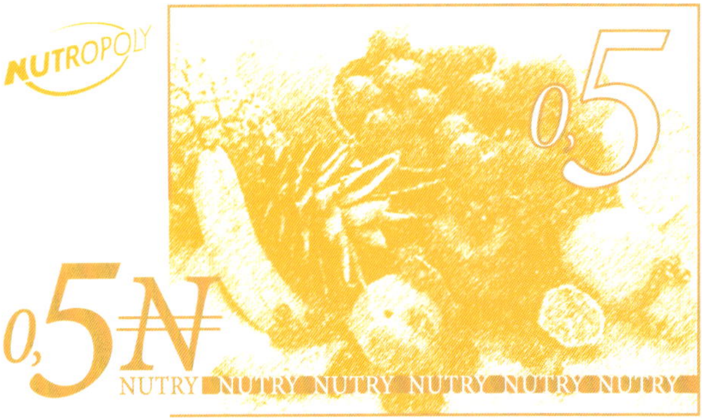
NUTROPOLY
0,5
0,5 N
NUTRY NUTRY NUTRY NUTRY NUTRY NUTRY

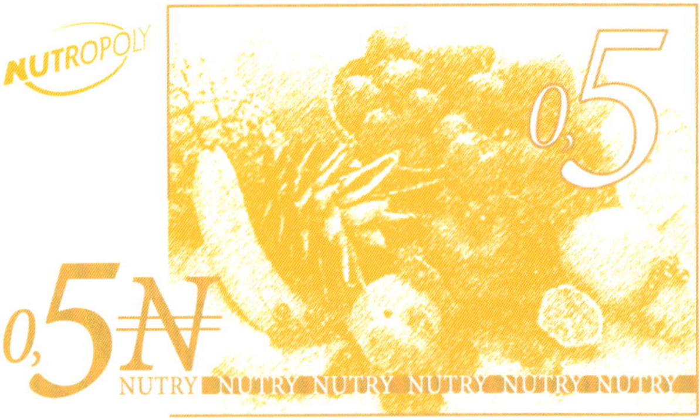
NUTROPOLY
0,5
0,5 N
NUTRY NUTRY NUTRY NUTRY NUTRY NUTRY

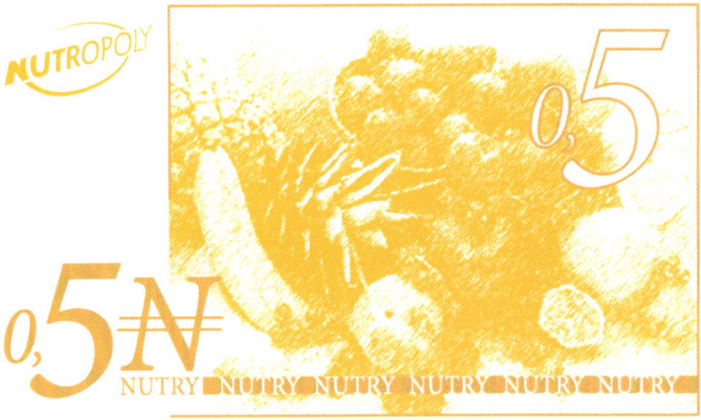
NUTROPOLY
0,5
0,5 N
NUTRY NUTRY NUTRY NUTRY NUTRY NUTRY

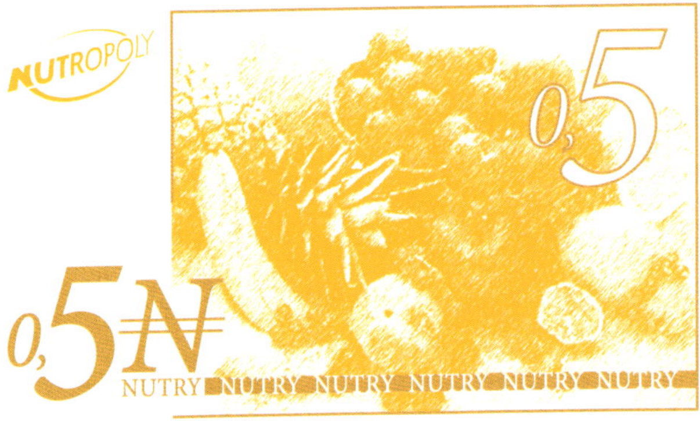
NUTROPOLY
0,5
0,5N
NUTRY NUTRY NUTRY NUTRY NUTRY NUTRY

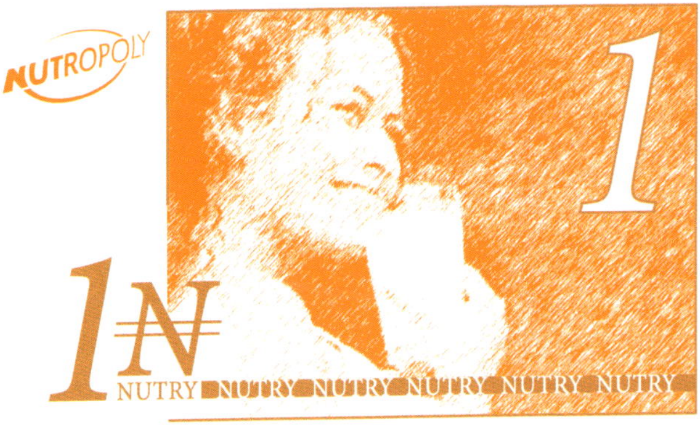
NUTROPOLY
1
1N
NUTRY NUTRY NUTRY NUTRY NUTRY NUTRY

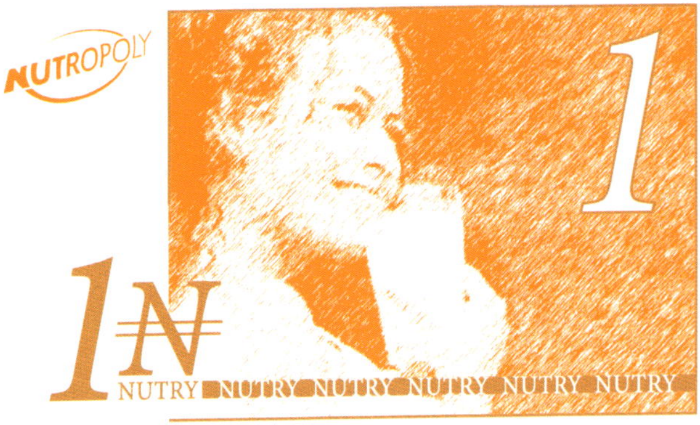
NUTROPOLY
1
1N
NUTRY NUTRY NUTRY NUTRY NUTRY NUTRY

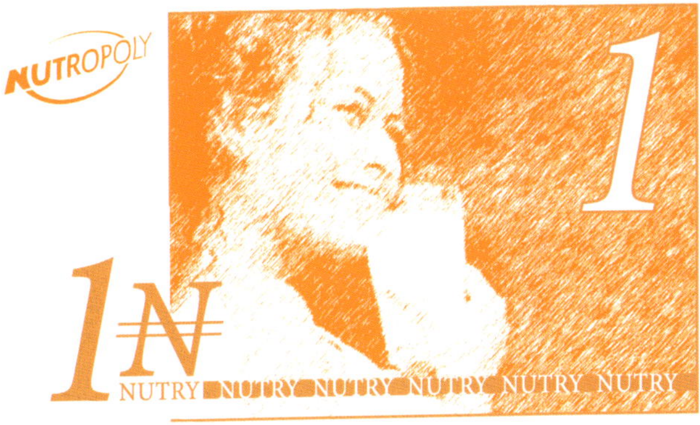
NUTROPOLY
1
1₦
NUTRY NUTRY NUTRY NUTRY NUTRY NUTRY

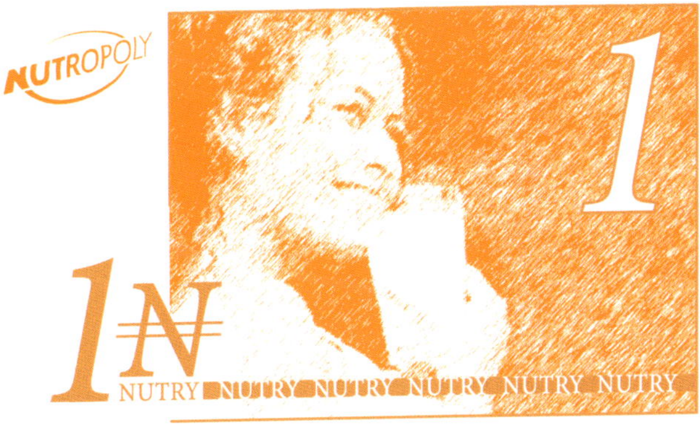
NUTROPOLY
1
1₦
NUTRY NUTRY NUTRY NUTRY NUTRY NUTRY

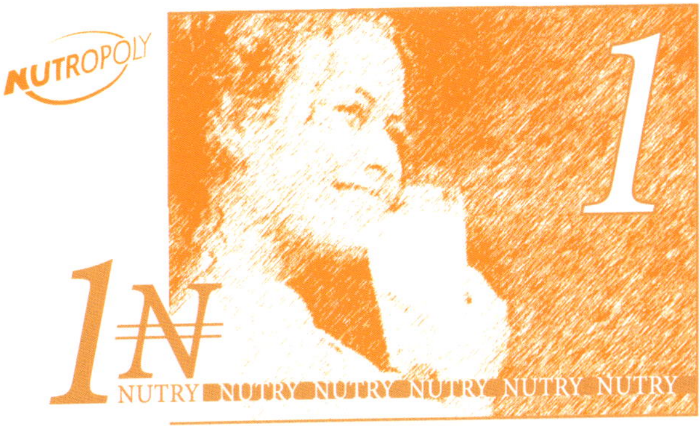
NUTROPOLY
1
1₦
NUTRY NUTRY NUTRY NUTRY NUTRY NUTRY

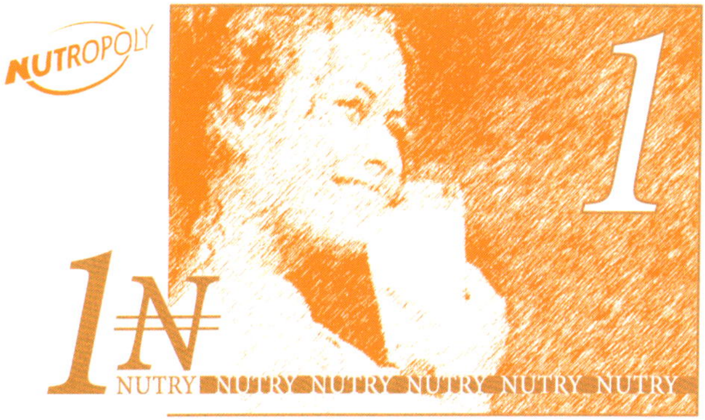
NUTROPOLY
1
1₦
NUTRY NUTRY NUTRY NUTRY NUTRY NUTRY

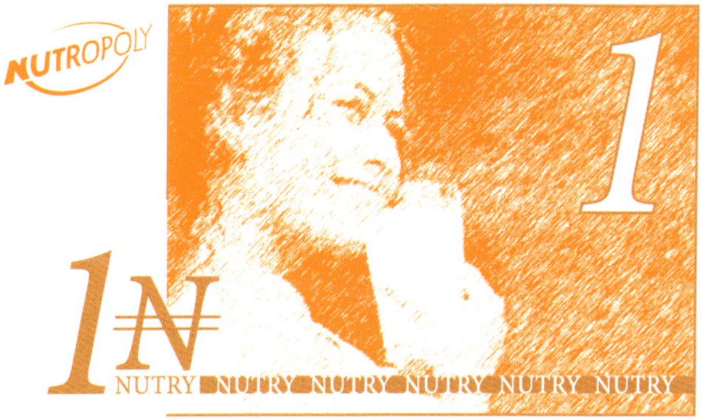
NUTROPOLY
1
1₦
NUTRY NUTRY NUTRY NUTRY NUTRY NUTRY

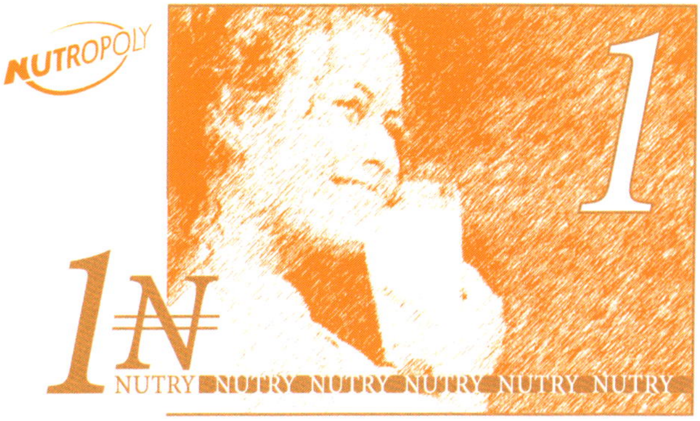
NUTROPOLY
1
1₦
NUTRY NUTRY NUTRY NUTRY NUTRY NUTRY

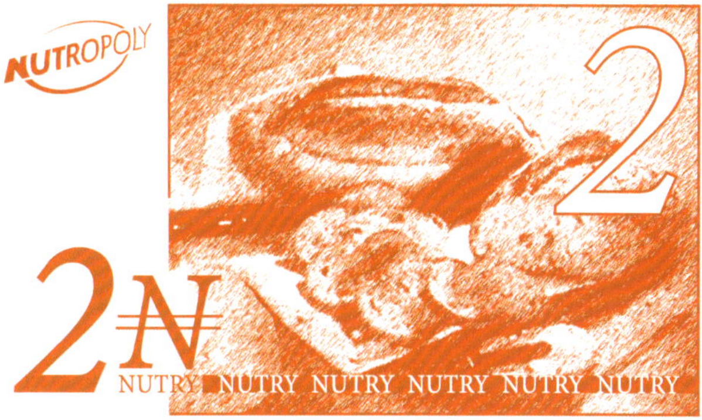
NUTROPOLY
2
2₦
NUTRY NUTRY NUTRY NUTRY NUTRY NUTRY

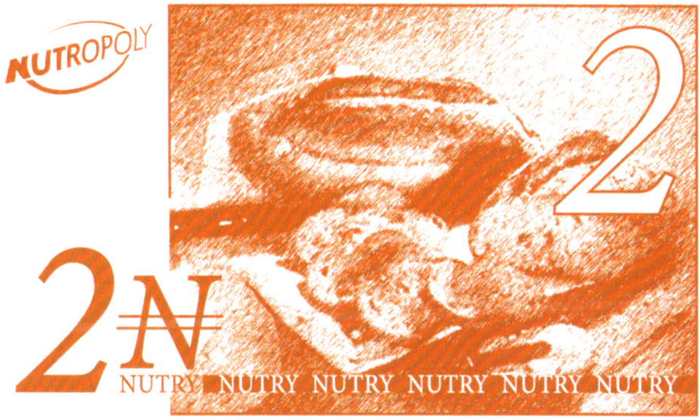
NUTROPOLY
2
2₦
NUTRY NUTRY NUTRY NUTRY NUTRY NUTRY

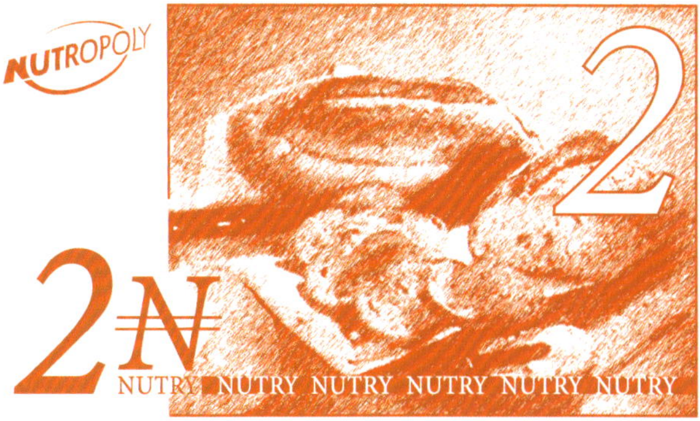
NUTROPOLY
2
2₦
NUTRY NUTRY NUTRY NUTRY NUTRY NUTRY

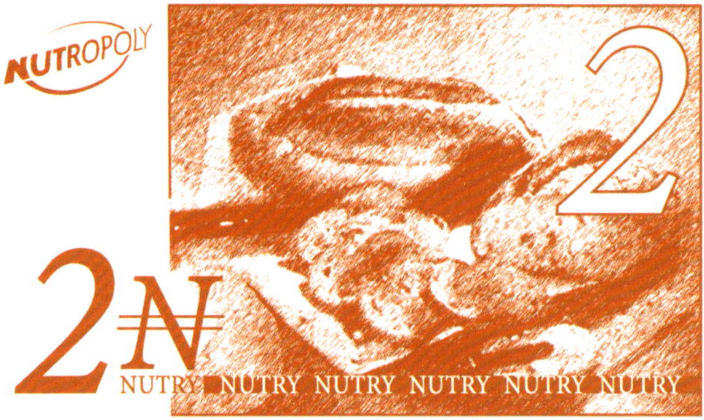
NUTROPOLY
2
2₦
NUTRY NUTRY NUTRY NUTRY NUTRY NUTRY

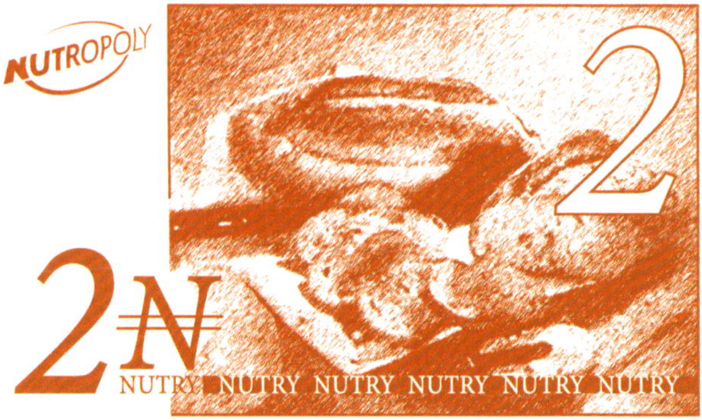
NUTROPOLY
2
2₦
NUTRY NUTRY NUTRY NUTRY NUTRY NUTRY

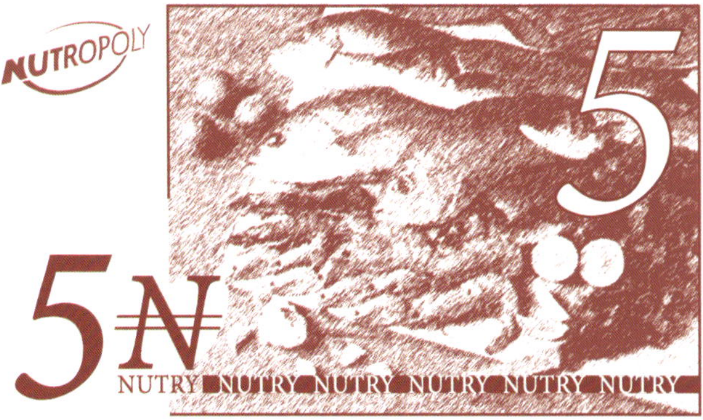
NUTROPOLY
5
5₦
NUTRY NUTRY NUTRY NUTRY NUTRY NUTRY

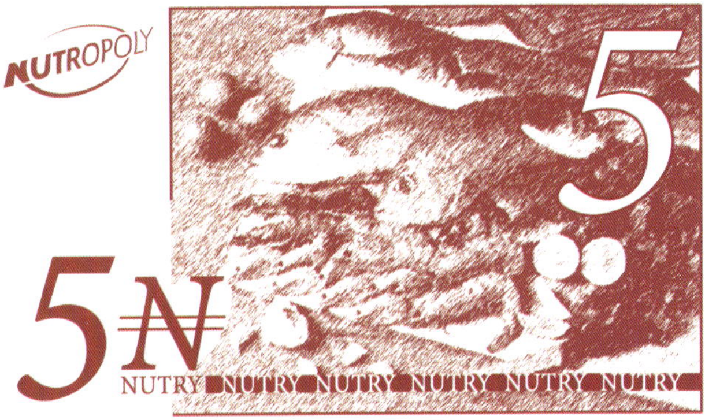
NUTROPOLY
5
5 N
NUTRY NUTRY NUTRY NUTRY NUTRY NUTRY

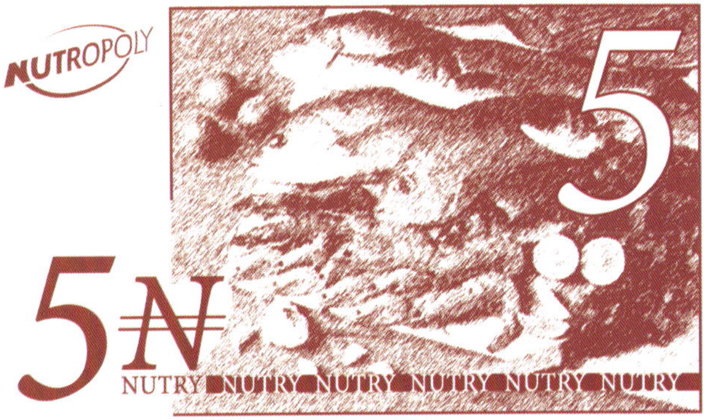
NUTROPOLY
5
5 N
NUTRY NUTRY NUTRY NUTRY NUTRY NUTRY

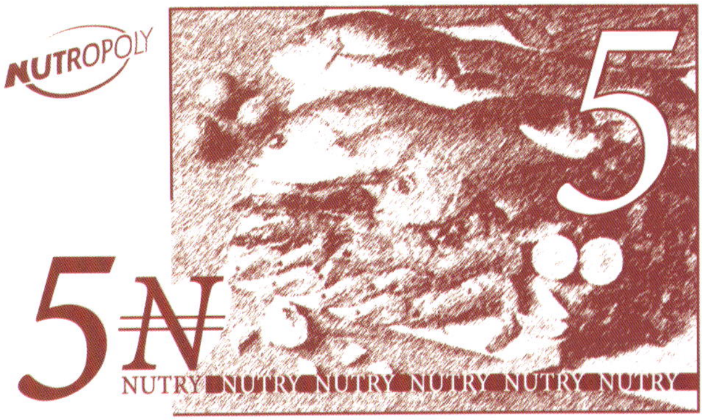
NUTROPOLY
5
5 N
NUTRY NUTRY NUTRY NUTRY NUTRY NUTRY

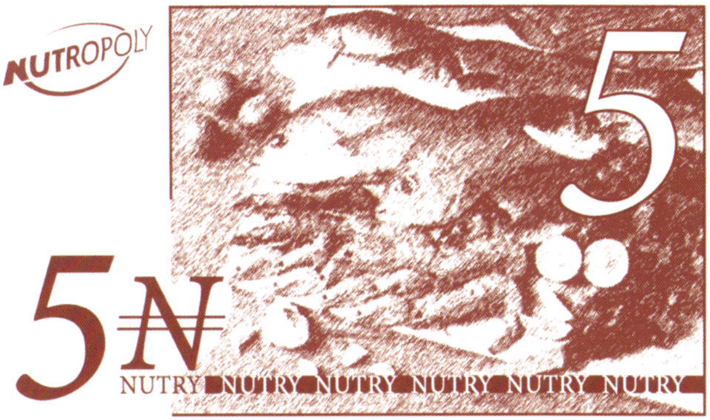
NUTROPOLY
5
5₦
NUTRY NUTRY NUTRY NUTRY NUTRY NUTRY

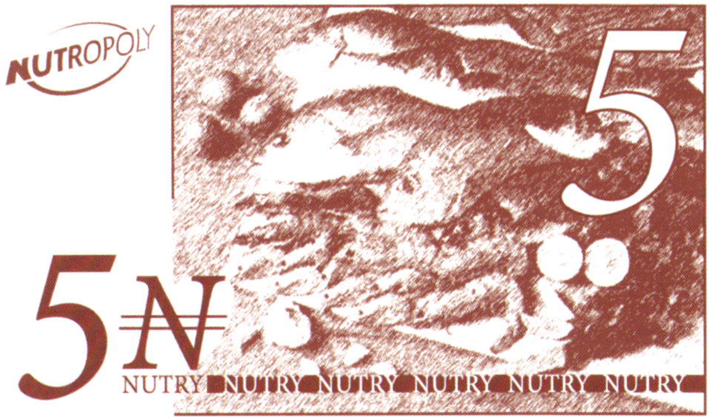
NUTROPOLY
5
5₦
NUTRY NUTRY NUTRY NUTRY NUTRY NUTRY

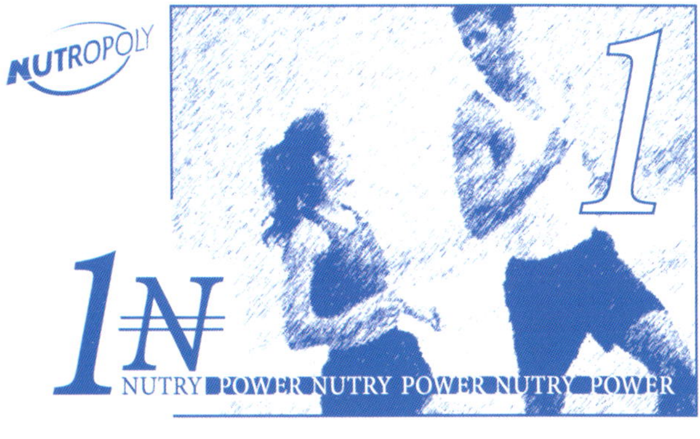
NUTROPOLY
1
1₦
NUTRY POWER NUTRY POWER NUTRY POWER

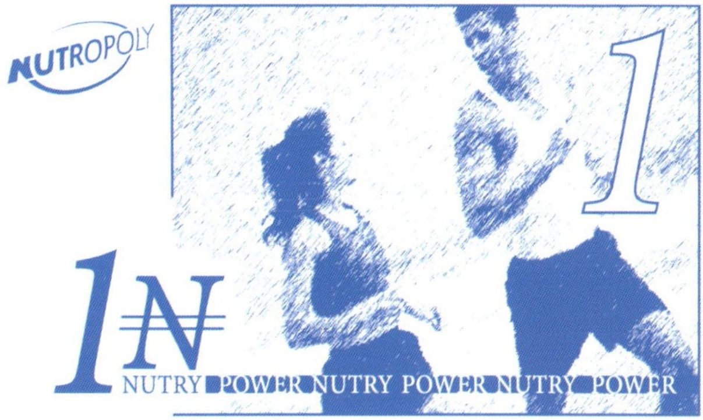
NUTROPOLY
1
1₦
NUTRY POWER NUTRY POWER NUTRY POWER

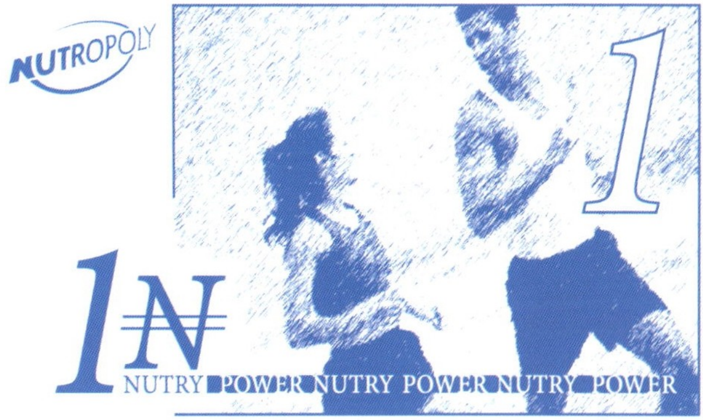
NUTROPOLY
1
1₦
NUTRY POWER NUTRY POWER NUTRY POWER

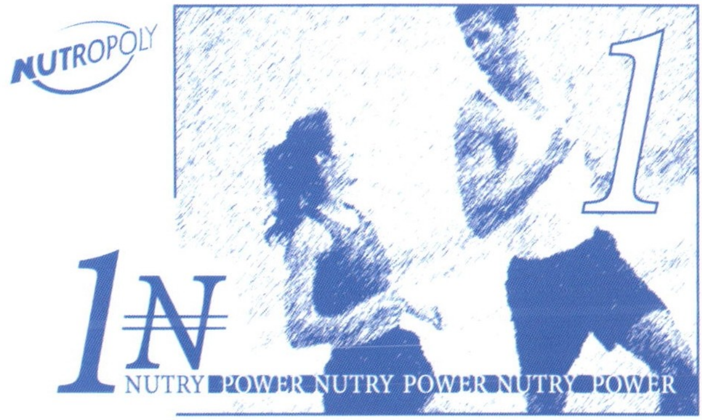
NUTROPOLY
1
1₦
NUTRY POWER NUTRY POWER NUTRY POWER

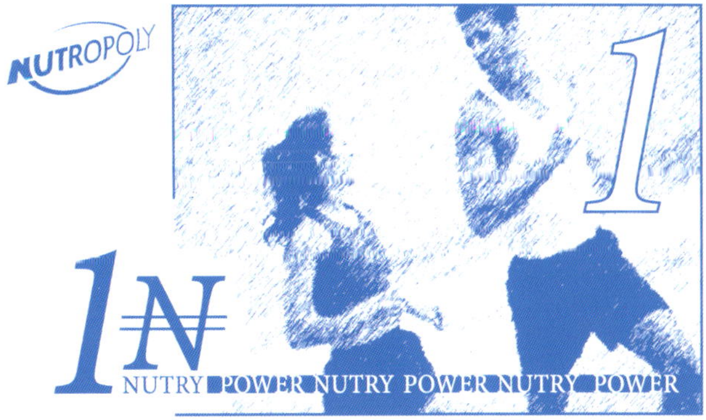
NUTROPOLY
1
1₦
NUTRY POWER NUTRY POWER NUTRY POWER

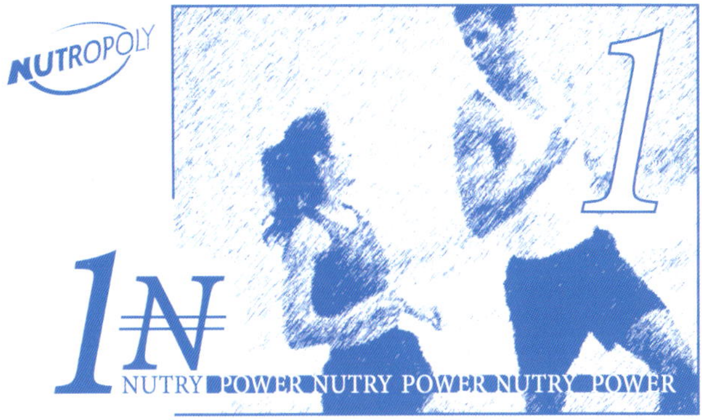
NUTROPOLY
1
1₦
NUTRY POWER NUTRY POWER NUTRY POWER

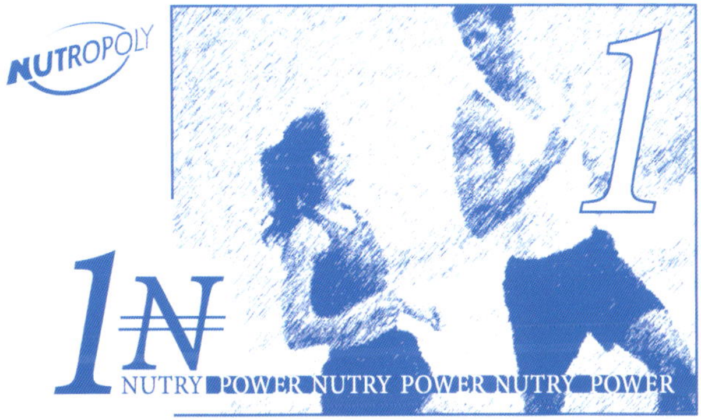
NUTROPOLY
1
1₦
NUTRY POWER NUTRY POWER NUTRY POWER

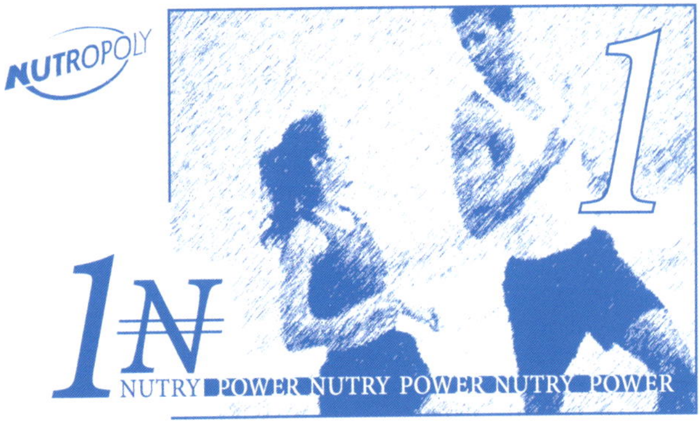
NUTROPOLY
1
1₦
NUTRY POWER NUTRY POWER NUTRY POWER

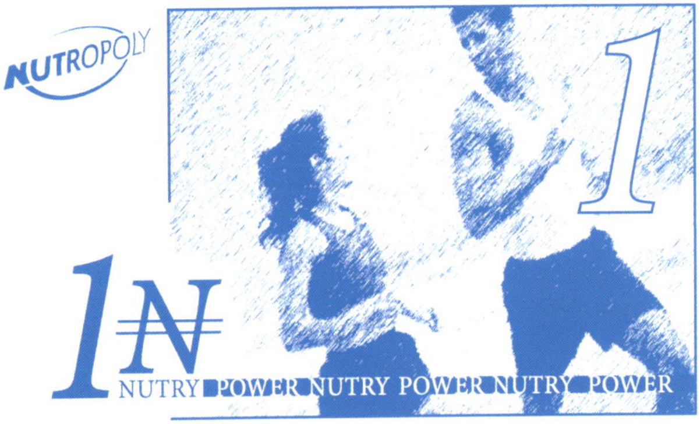
NUTROPOLY
1
1₦
NUTRY POWER NUTRY POWER NUTRY POWER

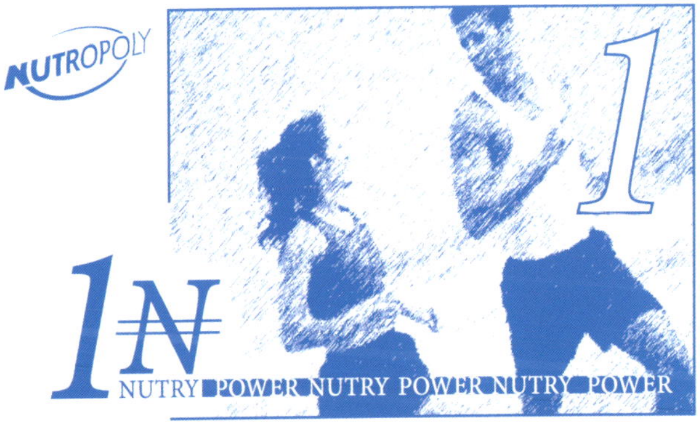
NUTROPOLY
1
1₦
NUTRY POWER NUTRY POWER NUTRY POWER

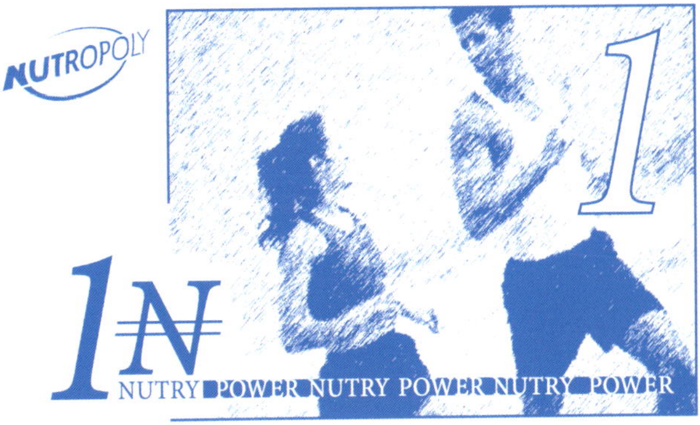
NUTROPOLY
1
1₦
NUTRY POWER NUTRY POWER NUTRY POWER

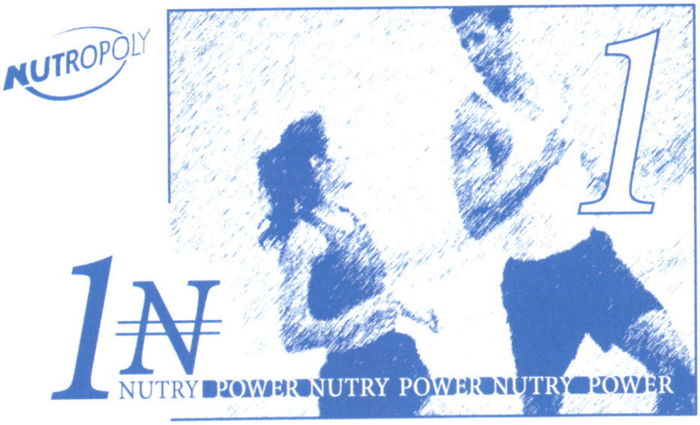
NUTROPOLY
1
1₦
NUTRY POWER NUTRY POWER NUTRY POWER

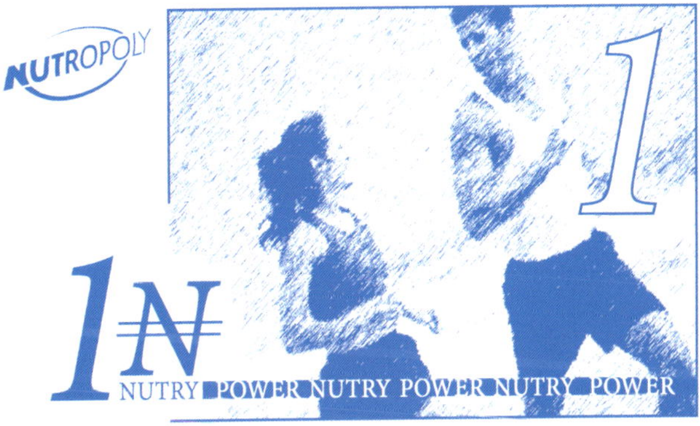
NUTROPOLY
1
1₦
NUTRY POWER NUTRY POWER NUTRY POWER

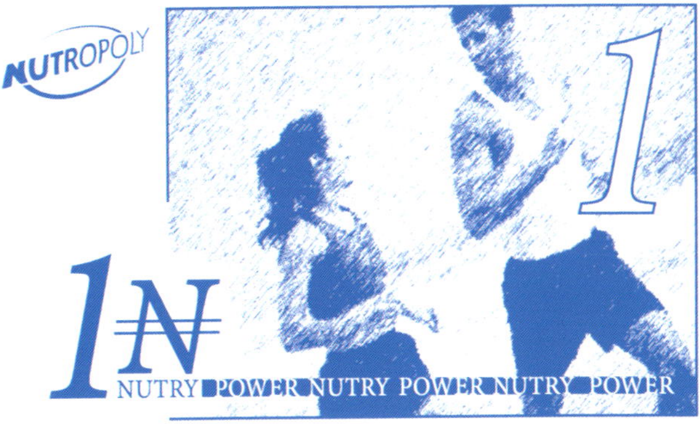
NUTROPOLY
1
1 ₦
NUTRY POWER NUTRY POWER NUTRY POWER

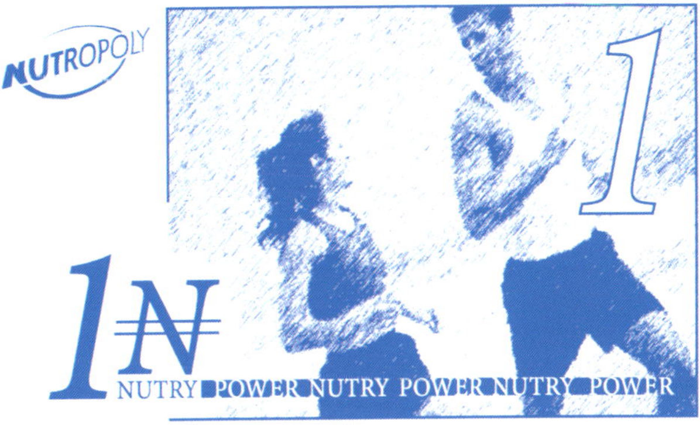
NUTROPOLY
1
1 ₦
NUTRY POWER NUTRY POWER NUTRY POWER

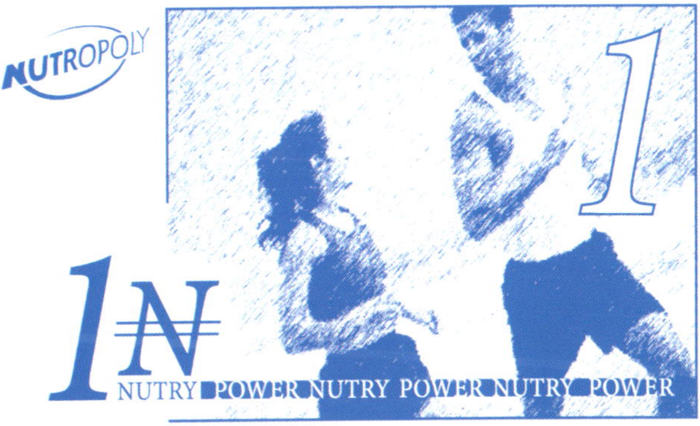
NUTROPOLY
1
1 ₦
NUTRY POWER NUTRY POWER NUTRY POWER

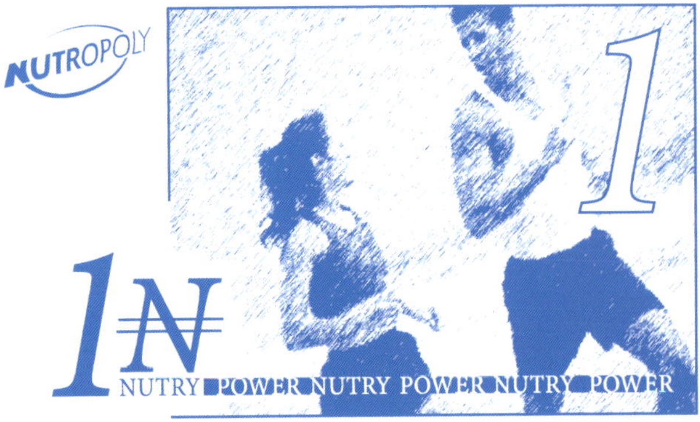
NUTROPOLY
1
1₦
NUTRY POWER NUTRY POWER NUTRY POWER

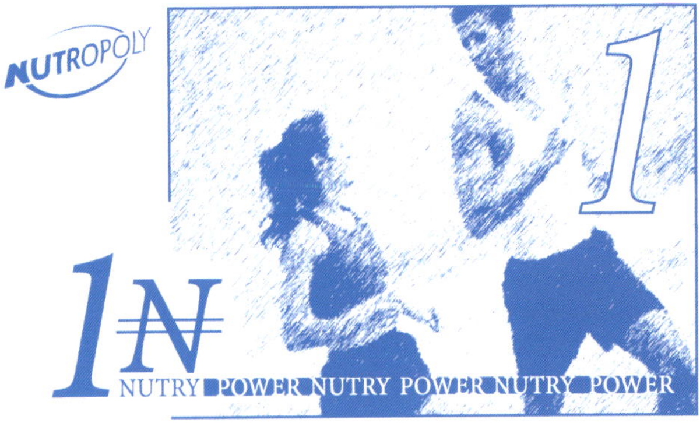
NUTROPOLY
1
1₦
NUTRY POWER NUTRY POWER NUTRY POWER

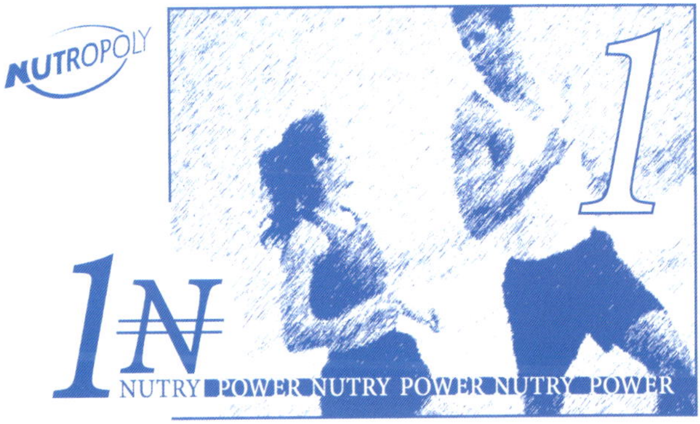
NUTROPOLY
1
1₦
NUTRY POWER NUTRY POWER NUTRY POWER

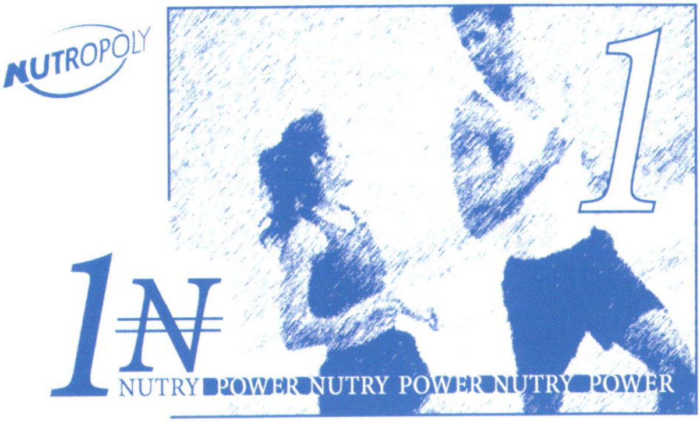
NUTROPOLY
1
1₦
NUTRY POWER NUTRY POWER NUTRY POWER

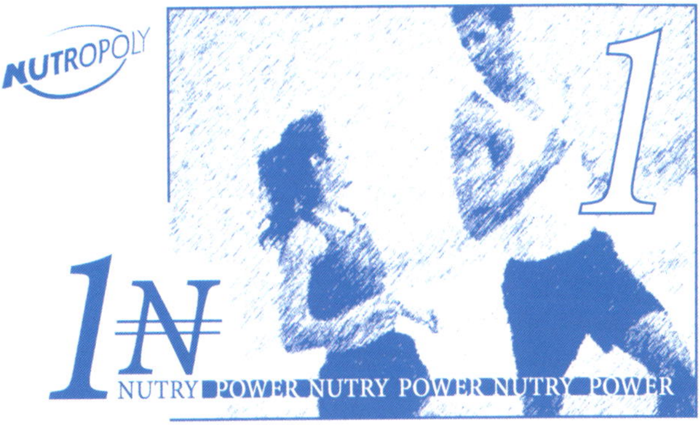
NUTROPOLY
1
1₦
NUTRY POWER NUTRY POWER NUTRY POWER

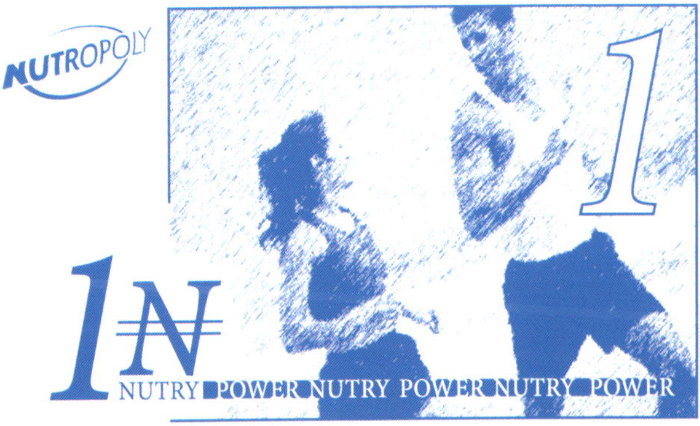
NUTROPOLY
1
1₦
NUTRY POWER NUTRY POWER NUTRY POWER